Bettenkauf

So liegen
Sie richtig

Latex,
Federkern & Co.

Elektrosmog
und Allergien

Verein für Konsumenteninformation

Patricia E. Davis

Bettenkauf

Impressum

Herausgeber
Verein für
Konsumenteninformation (VKI)
Mariahilfer Straße 81, A-1060 Wien
ZVR-Zahl 389759993
Tel. 01 588 77-0, Fax 01 588 77-73
E-Mail: konsument@vki.at
www.konsument.at

Geschäftsführer
Ing. Franz Floss

Autorin der Erstauflage
Sabine Lüers

Autorin der Neuauflage
Patricia E. Davis

Fachliche Beratung
Angelika Broz
Rudolf Graf
Mag. Thomas Hirmke
Oliver Michl
Herbert H. Schano

Lektorat
Dr. Elisabeth Spanlang

Produktion
Günter Hoy
Kurt Paulitsch (DTP)

Grafische Gestaltung und Umschlag
Erwin Haberl

Foto Umschlag
Hüsler Nest, CH-4538 Oberbipp

Druck
Holzhausen Druck & Medien
Ges.m.b.H., 1140 Wien

Einzelbestellung VKI
Konsument, Kundenservice
Mariahilfer Straße 81, A-1060 Wien
Tel. 01 588 774, Fax 01 588 77-72
E-Mail:
kundenservice@konsument.at

Bibliografische Information Der Deutschen Bibliothek
Die Deutsche Bibliothek verzeichnet diese Publikation in der Deutschen Nationalbibliografie; detaillierte bibliografische Daten sind im Internet über <http://dnb.ddb.de> abrufbar.

Verein für
Konsumenteninformation
ISBN 978-3-902273-68-0

€ 14,90

Liebe Leser!

„Ich gehe ins Bett." Dieser schlichte Satz heißt für die einen schlafen gehen, für die anderen gemütlich schmökern. Und für wieder andere ist ihr Schlafzimmer ein Fluchtpunkt, um sich vor den Widrigkeiten des Lebens zu verkriechen.

Das Bett erfüllt also eine ganze Reihe unterschiedlicher Funktionen. Und es soll auch noch erholsamen Schlaf ermöglichen. Immerhin verschlafen wir rund ein Drittel unserer Lebenszeit. Doch das ist keineswegs vergeudete Zeit: Gesunder Schlaf hilft Körper und Seele sich zu regenerieren und gibt so die nötige Kraft für die Anforderungen des Tages.

Passt das Bett nicht, ist die Matratze unbequem, drückt der Polster oder herrscht unter der Decke kein angenehmes Klima, kann das den süßen Schlummer gewaltig stören. So mancher wacht dann wie gerädert auf. Unkonzentriertheit, Lustlosigkeit, körperliche Beschwerden und natürlich Müdigkeit können die Folgen sein.

Das richtige Bett ist also eine durchaus lebenswichtige Sache. Allerdings eine, deren Bedeutung von vielen Menschen erst dann so richtig wahrgenommen wird, wenn das Wohlbefinden bereits massiv gestört ist.

Damit Sie beim Bettenkauf nicht danebengreifen bzw. falsch liegen, hilft dieses Buch Ihnen als Wegweiser im manchmal recht undurchsichtigen Dschungel zwischen Matratze, Lattenrost, Ober- und Unterbett, Schlafumgebung, seriösen Produkten und Scharlatanerie. Eingeflossen sind hier auch die Testergebnisse des deutschen Verbrauchermagazins „Öko-Test", der deutschen Stiftung Warentest mit ihrer Zeitschrift „test" und des österreichischen Vereins für Konsumenteninformation. Monat für Monat finden Sie in unserem Testmagazin „Konsument" alles, was Sie vor einem Einkauf wissen sollten. Schließlich ist das richtige Bett meist eine langfristige, nicht immer aber kleine Investition. Und wenn Sie so, wie Sie sich heute betten, die nächsten zehn Jahre liegen, dann sollten Sie das doch möglichst gut und bequem tun.

Inhalt

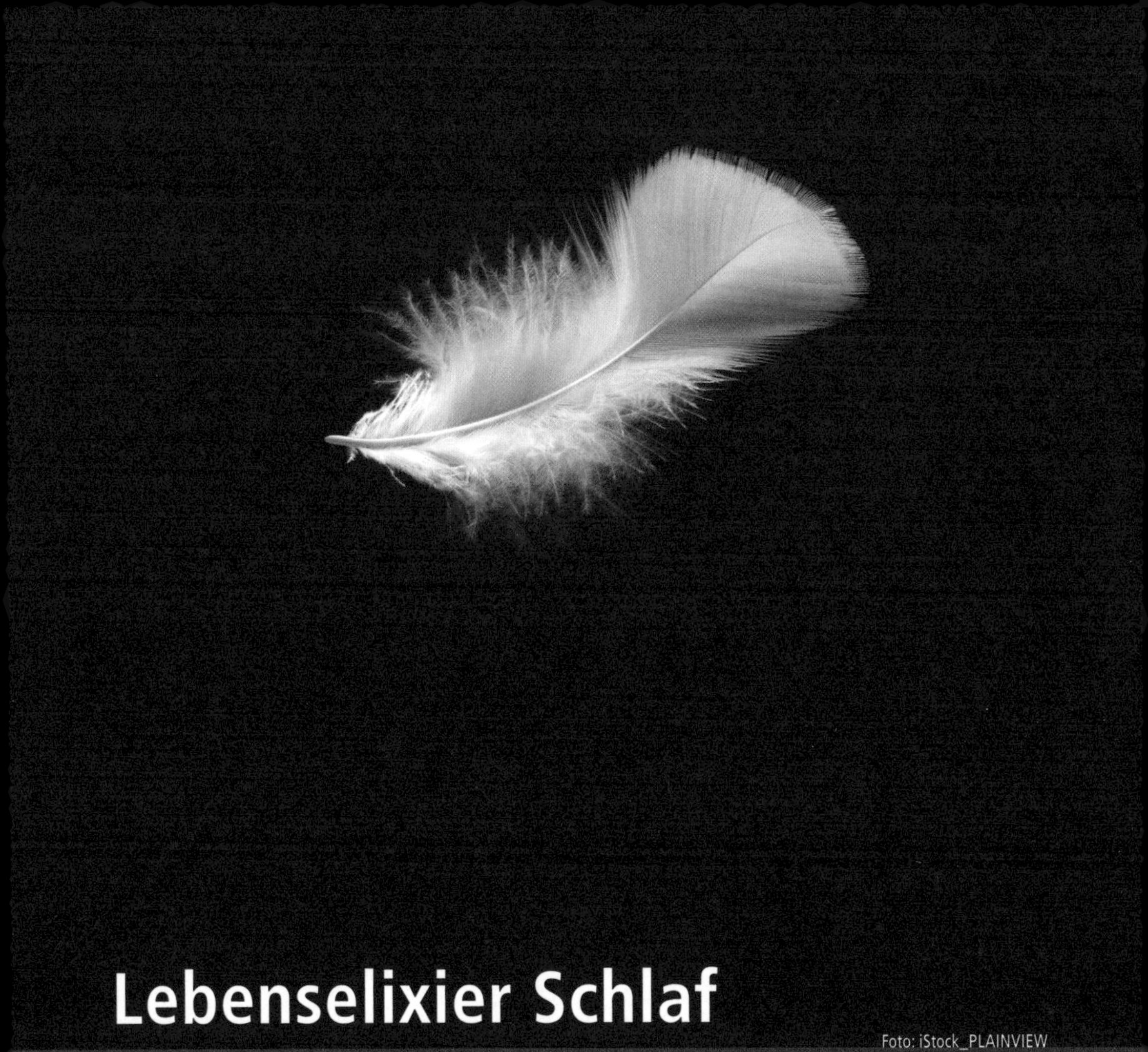

Lebenselixier Schlaf

Foto: iStock_PLAINVIEW

Manche sind Eulen, die die Nacht zum Tag machen,
andere Lerchen, deren Morgen nicht früh genug beginnen kann.
So verschieden wie die Menschen sind auch ihre Schlafbedürfnisse.
Für alle gilt: Gut erholt steht nur der auf, der richtig liegt.

Schlafbedürfnisse

„Der Schlaf vor Mitternacht ist der gesündeste". „Acht Stunden Schlaf braucht der Mensch". Zahllos sind die überlieferten Ratschläge zum Thema Schlaf. Die moderne Schlafforschung kommt allerdings zu ganz anderen Ergebnissen. Menschen sind verschieden, haben unterschiedliche Bedürfnisse, andere innere Rhythmen und verändern sich im Laufe des Lebens auch noch.

Volksschulkinder brauchen 10 bis 12 Stunden Schlaf pro Nacht.

Säuglinge verschlafen noch rund zwei Drittel des Tages. Ihre schlaflosen Mütter wissen allerdings, dass die Schlafphasen anfangs nur zwischen zwei und vier Stunden betragen. Allmählich reduziert sich das Schlafbedürfnis des Nachwuchses auf etwa zehn bis zwölf Stunden, darunter bis zum Schuleintritt ein ausgeprägter Nachtschlaf und vielleicht noch ein kurzes Mittagsschläfchen.

Ab dem 20. Lebensjahr prägen sich dann lang anhaltende Schlafgewohnheiten aus. Rund drei Viertel der erwachsenen Österreicherinnen und Österreicher schlafen in der Nacht zwischen sechs und acht Stunden, 15 Prozent kommen mit weniger Schlaf aus, 10 Prozent brauchen mehr Nachtruhe. Ab etwa der zweiten Lebenshälfte beginnt die nächtliche Schlafdauer zu sinken. Dafür halten viele Menschen tagsüber das eine oder andere Nickerchen.

Das Schläfchen zwischendurch

TIPP

Etwa sieben Stunden nach dem Aufstehen hat der Mensch seinen ersten Leistungstiefpunkt. Wenn es sich irgendwie einrichten lässt: Vergönnen Sie sich dann ein kurzes Nickerchen. Ob Sie in einem Sessel ein wenig dösen oder es sich richtig bequem machen ist dabei nicht so wichtig. Stellen Sie unbedingt einen Wecker, der nach spätestens 30 Minuten läutet. Schlafen Sie länger, kommen Sie in die nächste Schlafphase und werden Sie dann aus dieser mittendrin herausgerissen, fühlen Sie sich nicht erholt, sondern wie gerädert.

Normal, abnormal?

- Die Einschlafdauer am Abend ist dann normal, wenn sie nicht länger als 30 bis höchstens 45 Minuten beträgt.
- Nächtliches Erwachen ist kein Anlass zur Sorge, wenn es nicht öfter als drei- bis viermal pro Nacht erfolgt und Sie jeweils nicht länger als 15 Minuten wachliegen.
- Wie viel Schlaf Sie pro Nacht brauchen, hängt von Ihren individuellen Bedürfnissen und von Ihrem Schlaftyp ab. Es gibt Menschen, die gut mit fünf oder sechs Stunden Schlaf auskommen, und andere, die neun oder zehn Stunden brauchen. Entscheidend ist, ob Sie sich tagsüber ausgeruht, fit und leistungsfähig fühlen, oder ob Sie müde, erschöpft und antriebslos sind.
- Akzeptieren Sie das natürliche Morgentief. Nur wenige Menschen springen sofort nach dem Aufwachen gut gelaunt und voller Energie aus dem Bett. Planen Sie deshalb eine Phase ein, in der Sie erst einmal richtig wach werden und zu sich kommen können.

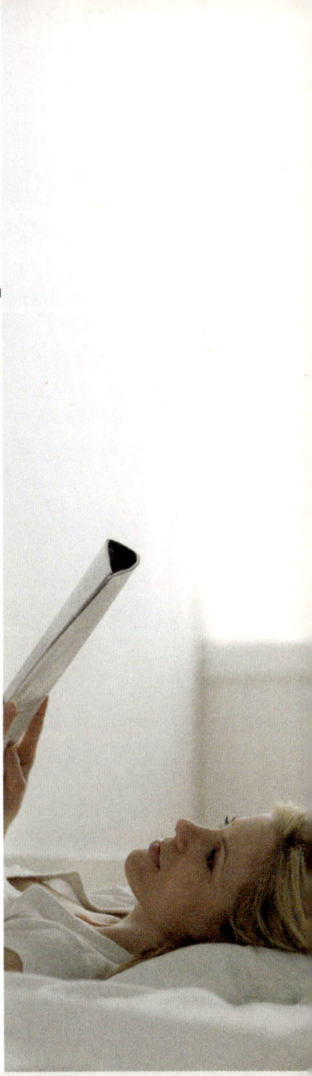

Foto: iStock_J C Fedele

Innere und äußere Uhren

So wie der Schlafbedarf individuell unterschiedlich ist, hat jeder Mensch seine ganz persönliche innere Uhr, die die Körperfunktionen auf Schlaf umstellt und uns ins Bett treibt. Prob-

Chronisch übermüdete Jugendliche

In der Pubertät verändert sich das Schlafmuster. Der Schlafbedarf steigt in dieser anstrengenden Zeit noch einmal an. Das Schlafhormon Melatonin wird nun aber später ausgeschüttet als in jüngeren Jahren, sodass die Teenager erst gegen elf Uhr abends müde werden. Wenn um acht Uhr die Schulglocken läuten, ist ihr Biorhythmus noch am Tiefpunkt. Schlafforscher in Österreich und Deutschland fordern daher, den Schulbeginn – so wie den Arbeitsbeginn vieler Erwachsener – auf neun Uhr zu verlegen.

leme treten dann auf, wenn die äußere Uhr, die uns durch die Lebensumstände vorgegeben ist, und die innere Uhr nicht einigermaßen im Gleichklang sind. Schichtarbeiter wissen ein Lied davon zu singen, Fernreisende kennen das Problem als Jet-Lag und Lehrer stehen in der ersten Unterrichtsstunde häufig statt vor ausgeruhten, aufnahmebereiten Kindern und Jugendlichen vor einer Klasse, die noch eine gute Stunde braucht, um wach zu werden.

Hier hilft nur, sich so gut wie möglich zu arrangieren. In der Arbeitsmedizin etwa werden in den letzen Jahren jene Stimmen lauter, die das Power Napping, ein Nickerchen von etwa 20 bis 30 Minuten, empfehlen. Die so verschlafene Zeit wird durch eine anschließend erhöhte Leistungsfähigkeit wettgemacht und den aufmerksamer Arbeitenden passieren auch weniger Unfälle.

Was im Schlaf passiert

Während wir schlafen ist unser Gehirn höchst aktiv.

Schlafen ist ein aktiver Erholungsvorgang. Das Gehirn arbeitet auf Hochtouren, eine Fülle komplizierter Prozesse im Körper sorgt für die Regeneration unseres Körpers und unserer Seele. In der Schlafmedizin unterscheidet man die folgenden Stadien:

- Stadium W: Wachzustand
- Stadium I: Einschlafstadium
- Stadium II: leichter, aber bereits echter Schlaf
- Stadium III und IV: Tiefschlaf
- Stadium V: REM- (rapid eye movement) oder Traumschlaf

Sobald ein gesunder, entspannter Mensch die Augen schließt, registriert das Elektroenzephalogramm (EEG), das die Gehirnströme auszeichnet, Alphawellen. Sie sind höher und folgen langsamer aufeinander als die Betawellen, die unser Gehirn produziert, wenn wir hellwach sind. Das macht deutlich, dass wir uns schon vor dem eigentlichen Einschlafen entspannen und ruhiger und gleichmäßiger atmen. Beim Einschlafen zeigt das EEG immer höhere und langsamere Wellen an, die in der Schlafmedizin Thetawellen genannt werden. Haben wir unser tiefstes Schlafstadium erreicht, erscheinen im EEG die Deltawellen. Jetzt schlafen wir tief und fest und können nur noch durch starke äußere Reize geweckt werden. Im darauffolgenden REM-Schlaf zeigt das EEG wieder Thetawellen, die denen der Einschlafphase gleichen. Alle fünf Stadien zusammen ergeben einen Schlafzyklus, der etwa 90 bis 100 Minuten dauert. Kurz vor oder nach dem REM-Schlaf werden wir (fast) wach, auch wenn wir es meist gar nicht merken. Dann schlafen wir wieder ein, und der nächste Zyklus beginnt von vorne. Gesunde Erwachsene durchlaufen in einer Nacht vier bis sechs solcher Schlafzyklen.

Während des Tiefschlafs regenerieren sich Körper und Gehirn. Der Tiefschlaf ist daher als eine Art Kernschlaf zu betrachten. Fällt er über einen längeren Zeitraum hinweg aus, können nicht nur das Herz, die Lungen oder die Nieren, sondern vor allem das Gehirn stark geschädigt werden.

Der REM-Schlaf dagegen ist für die seelische Entspannung Voraussetzung. In dieser Phase träumen wir häufiger und intensiver. Die Traumbilder sind auch wesentlich lebhafter und dramatischer als in anderen Schlafphasen, sodass wir uns an diese viel leichter erinnern können als an Träume der Tiefschlafphasen.

Elektrische Gehirnaktivität vom Wachzustand über die Einschlafphase bis hin zur tiefsten Schlafphase und dem darauf folgenden REM-Schlaf.

Quelle: Stiftung Warentest

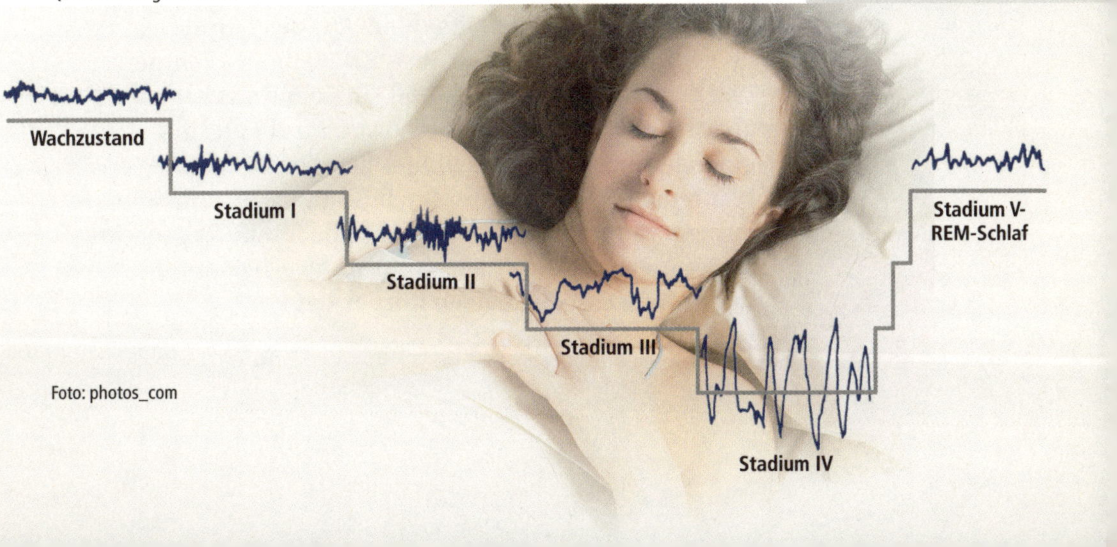

Foto: photos_com

Was nachts in unserem Körper vorgeht

Während des Schlafes laufen viele Körperfunktionen anders ab als im Wachzustand:

- Die Herz- und Pulsfrequenz verringert sich allmählich auf zirka 50 Schläge pro Minute (außer im REM-Schlaf).
- Der Blutdruck sinkt.
- Der Atem wird zunehmend flacher und regelmäßiger. Nur während der REM-Phasen atmen wir wieder heftiger und unruhiger.
- Die Körpertemperatur geht um zirka 0,4 Grad C zurück. In den frühen Morgenstunden ist sie in der Regel am niedrigsten. Danach steigt sie langsam wieder an.
- Der elektrische Hautwiderstand, der die (innere) Entspannung eines Menschen widerspiegelt, verstärkt sich mit zunehmender Schlaftiefe.
- Die Muskelspannung lässt deutlich nach und ist während des REM-Schlafs am niedrigsten.
- Je tiefer wir schlafen, desto weniger bewegen wir uns. Im REM-Schlaf bewegen wir uns dagegen wieder ähnlich häufig wie in den Schlafstadien I und II.
- Es kommt zu einer stärkeren Durchblutung des Magens und in der zweiten Nachthälfte zu erhöhten Magen-Darm-Bewegungen. Auch Schilddrüse, Leber und Nieren sind aktiver als am Tag. Dies deswegen, weil wir sonst in unserer Leistungsfähigkeit erheblich beeinträchtigt wären. (Diese Erkenntnisse sind auch wichtig für die Medikamenteneinnahme. Aus der Chronopharmakologie weiß man, dass z.B. Asthma-, Schmerz- und örtliche Betäubungsmittel am Abend stärker wirken als am Vormittag, sodass Beschwerden abends mit einer geringeren Dosis gelindert werden können.)
- Während des Schlafes werden bestimmte Hormone ausgeschüttet, die eine wichtige Rolle für die Regenerierung unserer Zellen spielen und Stoffwechsel- und Immunprozesse im ganzen Körper steuern.

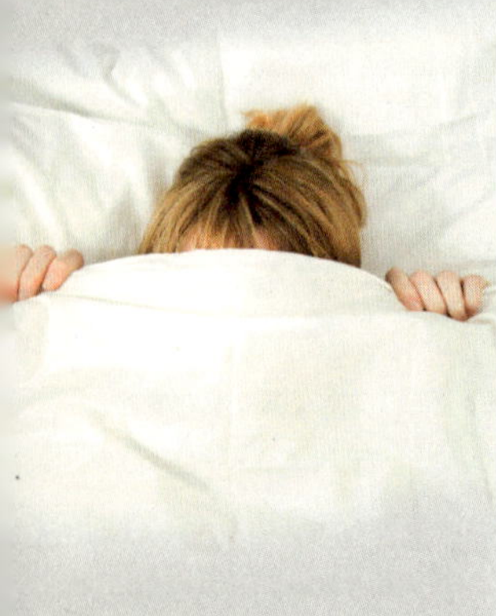

Foto: iStock_diego cervo

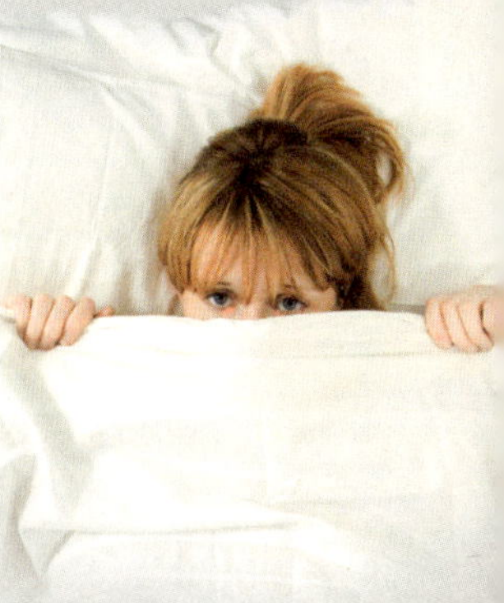

Foto: iStock_diego cervo

Schlafmotorik

Im Laufe der Nacht verändern wir etwa 20 bis 60mal die Stellung. Davon bekommen wir jedoch im Reich der Träume nichts mit. Das mehrfache Umdrehen gehört zu unserem ganz normalen Schlafverlauf und ist auch aus physiologischen Gründen sehr wichtig. Die ganze Nacht über eine bestimmte Schlaflage beizubehalten, wäre für den menschlichen Organismus sehr schädlich, weil fortwährend Druck auf die gleichen Körperstellen ausgeübt würde. Durch den mehrmaligen Lagewechsel wird die einseitige Belastung des Körpers während des Schlafes ausgeschlossen.

Kranke Menschen, die sich nicht selbst bewegen können, müssen daher immer wieder umgebettet werden, damit am Körper keine Druckstellen entstehen.

Vom richtigen Liegen

Die Matratze drückt, der Arm schläft ein, das Bett hängt durch, das Kreuz schmerzt, die Decke ist zu klein, der Polster zu groß. Kein Wunder, dass Schläfer sich von einer Seite auf die andere wälzt und nie so richtig zur Ruhe kommt. Nach einer solchen Nacht ist jeder wie erschlagen, obwohl er doch die ganze Nacht im Bett verbracht hat. Schlechtes Liegen stört also den Schlaf, die Erholung bleibt aus.

Den Körper überlisten

TIPP

Wenn Sie morgens nicht aus dem Bett kommen, stellen Sie Ihren Wecker eine Zeitlang so, dass Sie 20 bis 30 Minuten früher als gewohnt geweckt werden. Denn die Befindlichkeit beim Aufwachen hängt auch davon ab, in welchem Schlafstadium man sich befindet, wenn der Wecker schrillt. Wird man mitten aus dem Tiefschlaf gerissen, fühlt man sich unausgeruht und erschöpft, auch wenn man ausreichend Schlaf hatte. Erwacht man dagegen aus einer Phase, in der man nicht so tief schläft (z.B. unmittelbar vor oder nach dem REM-Schlaf), geht es einem deutlich besser.

Wer gut liegt, schafft sich daher nicht nur eine der Grundvoraussetzungen für angenehme Nachtruhe, er tut auch seinem Körper Gutes. Beim Liegen kann sich die Muskulatur von ihrer Haltearbeit erholen. Knochen, Gelenke und Bandscheiben sind vom Druck des Körpergewichts, das tagsüber auf ihnen lastet, befreit. Besonders die Bandscheiben regenerieren sich vor allem während des Schlafs.

Neben Schlafstörungen gehören Rückenschmerzen zu den häufigsten Beschwerden der Menschen in den westlichen Industrieländern. Beide sind eng miteinander verbunden: So haben Menschen, die häufig an stressbedingten Verspannungen oder unter chronischen Schmerzen leiden, oft auch Probleme mit dem Ein- oder Durchschlafen. Rückenschmerzen können den Schlaf direkt beeinträchtigen, umgekehrt können Schlafstörungen zu Rückenschmerzen führen oder sie verstärken.

Wer schlecht schläft fühlt sich auch tagsüber nicht wohl und ist in seiner Leistungsfähigkeit eingeschränkt, was wiederum stress- und schmerzverstärkend wirkt. Wie man sich nachts bettet, beeinflusst die Schlafqualität zwar nur zum Teil, für den Rücken ist das richtige Liegen jedoch eine wichtige Voraussetzung, sich zu erholen. Weil der Körper nachts etwa 40 bis 60mal unwillkürlich die Lage wechselt, lässt sich aber höchstens darauf Einfluss nehmen, in welcher Position man einschläft. Der häufige Haltungswechsel während des Schla-

Wichtiger Puffer

Eine Bandscheibe besteht aus einem elastischen Ring aus festem, faserigem Bindegewebe und einem gallertartigen Kern. Im Gegensatz zum restlichen Körper werden Bandscheiben nicht über Blutgefäße versorgt, sondern über den Wechsel von Entlastung und Belastung. In Ruhe nimmt die Bandscheibe gleich einem Schwamm aus dem umliegenden Gewebe nährstoffreiche Flüssigkeit auf, unter Belastung wird die verbrauchte ausgepresst. Bandscheiben sind also auf den Wechsel von Druck und Entspannung (auf Bewegung) angewiesen, um ausreichend versorgt zu werden. Während des Tages verlieren sie aufgrund der Belastung mehr Flüssigkeit als sie aufnehmen können. Doch nach etwa siebenstündigem Liegen sind sie wieder prall gefüllt. Aus diesem Grund ist der Mensch morgens etwa zwei Zentimeter größer als am Abend.

fens ist für den Körper wichtig, deshalb sollten das Bett und seine Auflagen die unwillkürlichen Bewegungen des Schläfers nicht behindern.

Immer der Wirbelsäule nach

Nicht der Körper soll sich dem Bett anpassen, sondern das Bett soll sich der natürlichen S-Form der Wirbelsäule anpassen. Bei einer ausgeleierten Federkernmatratze hängt die Wirbelsäule durch wie in einer Hängematte. Außerdem können Schlafpositionswechsel zu störendem Nachfedern führen. Dieser „Trampolin-Effekt" verstärkt sich noch im Doppelbett, bei dem nicht nur die eigenen, sondern auch die Bewegungen des Partners die Ruhe stören. Ist die Matratze zu weich, werden die nächtlichen Bewegungen mühsamer, man bleibt länger in einer Position liegen als angenehm ist.

Aber auch eine zu harte Unterlage kann die nächtliche Ruhe zum Horror werden lassen. Die Wirbelsäule wird verbogen und verkrampft sich, Schultern und Becken werden in der Seitenlage nach oben gedrückt.

Ergebnis: Am nächsten Morgen fühlt man sich wie gerädert: Im Hinterkopf pocht ein dumpfer Schmerz, der Nacken ist steif, die Muskeln sind verspannt, der Rücken schmerzt.

Entspannt einschlafen

Als günstigste Einschlafstellung gilt die Seitenlage mit leicht angewinkelten Beinen. Wenn die Unterlage den Körper richtig unterstützt, kann die Wirbelsäule in ihrer natürlichen Form ruhen. Der Polster sollte den Nacken gut abstützen, ohne dass sich die Halswirbelsäule verbiegt und die Muskulatur sich verspannt.

Liegen Sie gerne auf dem Rücken, kann es angenehm sein, einen Polster oder eine Rolle unter die Knie zu legen. Durch die leicht angewinkelten Beine werden der Lendenwirbelbereich und damit auch die Hüftgelenke entlastet. Wichtig ist, dass die Pölster nicht zu hart sind, damit die Blutgefäße in der Knie-

Illustrationen: Franz Ruep

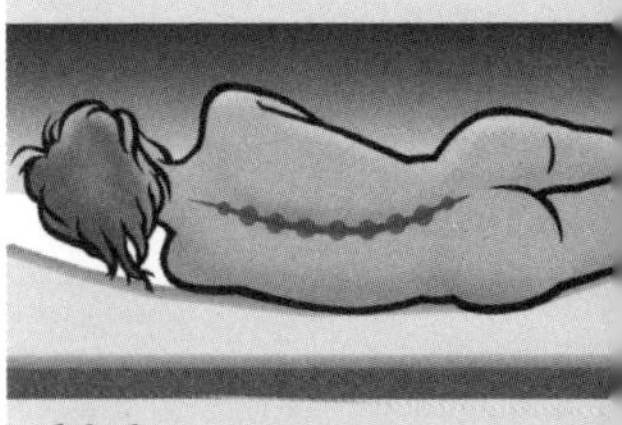

falsch

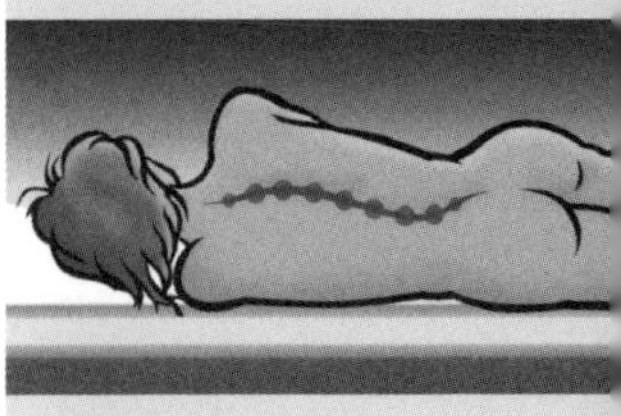

falsch

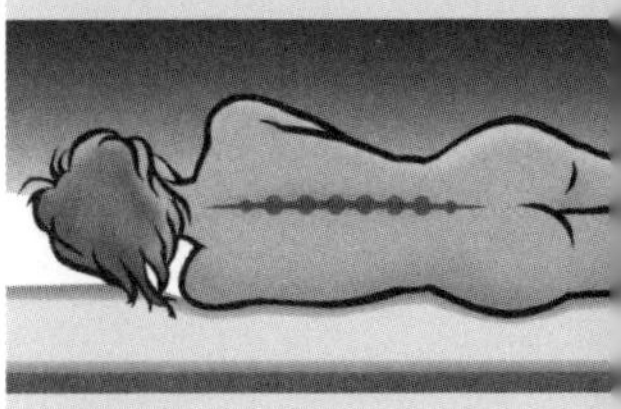

richtig

Eine gute Matratze passt sich an. Sie muß die einzelnen Körperpartien stützen und an den richtigen Stellen nachgeben.

kehle in ihrer Leistungsfähigkeit nicht durch das Gewicht der Beine beeinträchtigt werden. Vor dem Einschlafen den Polster unbedingt entfernen.

Vorsicht bei Kniegelenkarthrosen

TIPP

Leiden Sie an Kniegelenkarthrosen, dürfen Sie auf keinen Fall dauernd einen Polster unter die Kniekehlen schieben, auch wenn es angenehmer ist und vielleicht Schmerzen verringert. Das Kniegelenk kann dadurch nämlich schneller versteifen. Ruhen Sie daher nur mit gestreckten Hüften und Knien. Niemals mit dem Polster unter den Knien einschlafen!

Das Liegen auf dem Bauch ist vor allem für schwergewichtige Menschen die ungünstigste Position für den Rücken. Das gilt besonders dann, wenn Sie bereits Beschwerden im Bereich der Lendenwirbelsäule haben, und vor allem, wenn Sie an den Bandscheiben operiert wurden. In der Bauchlage krümmt sich das Rückgrat leicht zum Hohlkreuz und im Nackenbereich muss es sich verdrehen, damit der Kopf auf die Seite gelegt werden kann. In dieser Stellung ermüden meist auch die Schultern, sodass Sie mit größter Wahrscheinlichkeit verspannt und mit Schmerzen aufwachen werden.

Da wir uns aber, wie schon erwähnt, während der Nacht häufig bewegen, ist das Um und Auf guten Liegens die richtige Unterlage. Sie unterstützt uns gemeinsam mit dem passenden Polster in jeder Schlafposition.

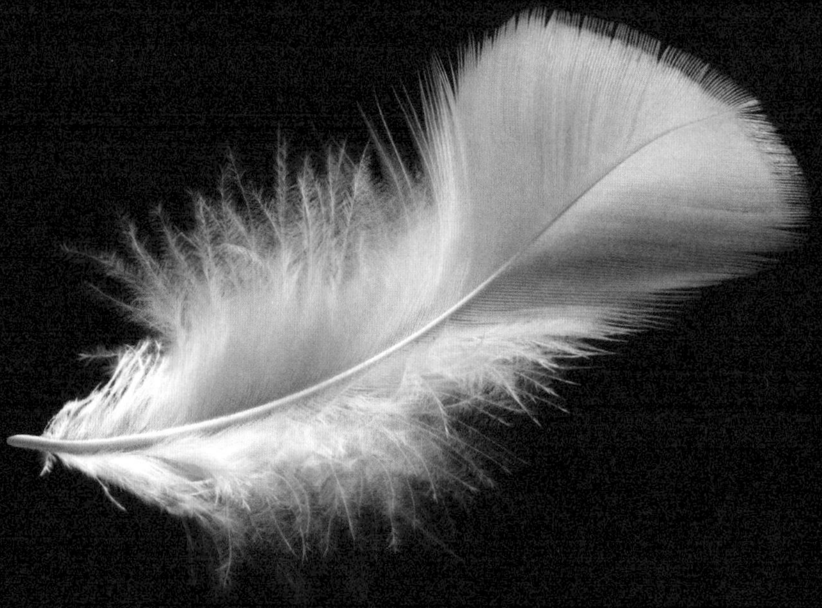

Das Bettgestell

Foto: iStock_PLAINVIEW

Das ideale Bett ist ausreichend lang und genügend breit. Wie bei den meisten erstklassigen Produkten muss sich die Funktionalität der Gestaltung unterordnen. Damit wird das tatsächliche Aussehen einer Liegestatt zur Nebensache.

Größe und Material

Betten sollen nicht nur körpergerecht und behaglich sein, sie müssen auch der Größe des Schlafenden entsprechen. Da wir uns im Schlaf sehr häufig bewegen, um mit jeder Lageveränderung die Be- und Entlastung der einzelnen Muskeln abzuwechseln, müssen wir nach allen Seiten ausreichend Platz haben. Ist das Bett zu schmal oder zu kurz, werden die natürlichen Bewegungen gehemmt. Wenn Sie sich umdrehen oder die Arme ausstrecken und dabei schmerzhaft von einer Wand gestoppt werden, geben Sie spätestens nach dem dritten Versuch auf. Ihr Körper stellt sich unbewusst auf diese Zwangslage ein und reagiert darauf mit Verspannungen und Verkrampfungen. Auch Ihr Partner im gemeinsamen Bett ist sicher nicht begeistert, wenn Sie ihm wiederholt Stöße in den Rücken oder Bauch verpassen.

Ihre Schlafstatt sollte deshalb mindestens 30 Zentimeter länger sein als Sie selber messen. Bei einer Körpergröße über 1,80 Meter sind die Standardbetten mit zwei Meter Länge bereits zu knapp bemessen. In diesem Fall sollten Sie nicht am falschen Platz sparen und Ihr Bett bzw. die Matratze in Sondergröße anfertigen lassen. Das ist zwar teurer, aber Ihre Gesundheit sollte es Ihnen wert sein.

Auch die Breite darf nicht zu knapp ausfallen. Ein Einzelbett sollte mindestens 1 Meter, ein Doppelbett 1,80 Meter breit sein.

Illustration: Leopold Maurer

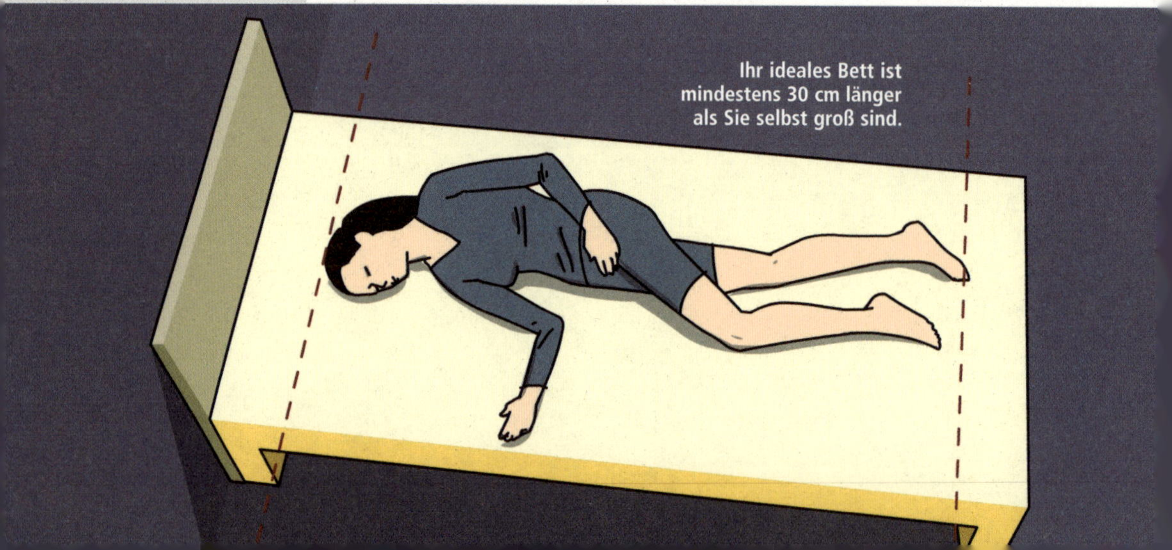

Ihr ideales Bett ist mindestens 30 cm länger als Sie selbst groß sind.

Ein weiteres Kriterium für das richtige Bett ist seine Höhe, die - inklusive Matratze - zwischen 45 und 55 Zentimeter liegen sollte. Für Wirbelsäule und Bandscheibe ist es nämlich weitaus gesünder, wenn Sie sich nicht aus der Tiefe in die Höhe stemmen müssen. Je älter Sie werden, desto mühseliger wird das Aufstehen, desto wichtiger wird die Betthöhe.

Lang, länger, am längsten

TIPP

Die Fachmeinungen gehen auseinander. Soll ein Bett nun 20 Zentimeter länger sein als der Schläfer oder doch lieber 40 Zentimeter? Tatsache ist: Ein Bett sollte so lang sein, dass Sie am Bauch liegend die Arme über den Kopf geben können. Das heißt: Körpergröße plus 15 bis 20 Zentimeter für die ausgestreckten Füße und weitere 15 bis 20 Zentimeter für die Arme. Leider hört selbst die Standardübergröße zumeist bei 2,20 Metern auf. Hier ist ein Umdenken der gesamten Industrie von Bettenherstellern und Matratzenerzeugern bis hin zu den Schlaf- und Jugendzimmer planenden Architekten und Bauträgern dringend nötig! (➜ Seite 101)

Von Vollholz bis Messing

Wer Natur pur möchte, für den sind Betten aus Vollholz erste Wahl. Die Oberflächenbehandlung sollte - auch wenn es sich um Wachs oder natürliche Öle handelt - gut ausgelüftet sein. Lack ist weniger günstig, da er die Atmung des Holzes verrin-

Öko im Bett

Formaldehyd war lange Zeit eines der meistdiskutierten Wohngifte. Zum Teil lag das daran, dass man es – im Gegensatz zu vielen andern Wohngiften – leicht riechen konnte, zum anderen wurde es vielfältig eingesetzt, vor allem als Bindemittel in Spanplatten. Mittlerweile dürfen in Österreich und Deutschland für den Möbelbau nur mehr Platten der Emissionsklasse E1 verwendet werden. Damit ist garantiert, dass die Konzentration des Formaldehyds in der Raumluft (bei 50 m^3) maximal 0,1 ppm beträgt. Höchstens 0,05 ppm erlauben die Richtlinien des Blauen Engels in Deutschland oder das Österreichische Umweltzeichen (➜ Seite 45). Aber auch Lacke und Lösemittel sind problematisch. Selbst natürliche Öle enthalten Terpene, die in höheren Konzentrationen zu Schleimhautreizungen und Benommenheit führen können.

gert. Puristen legen Wert darauf, dass sich keinerlei Metallteile im Holzbett befinden. Aus baubiologischer Sicht sind Metallschrauben oder -scharniere jedoch harmlos.

Eine billige Lösung sind Spanplatten. Im Gegensatz zu Holz können Kratzer oder Dellen aber kaum ausgebessert werden. Die Atmung des Materials wird häufig durch Lack oder Kunststoff-Folien, die aus optischen Gründen aufgebracht werden, beeinträchtigt.

Ob Metallbetten den Schlaf stören und die Gesundheit schädigen, ist umstritten. Laut der deutschen Zeitschrift „Öko-Test“ (Ausgabe März 2007) kritisieren Baubiologen, dass bestimmte Metalle die Struktur des natürlichen Erdmagnetfeldes verändern können, wenn sie etwa bei der Herstellung und Weiterverarbeitung künstlich magnetisiert werden oder in Wechselwirkung mit den elektromagnetischen Feldern von Radiowecker und Fernseher treten.

Gut lüften

TIPP

Bei neuen Möbeln ist das Ausdunsten diverser Hilfsstoffe aus der Produktion eine häufige Begleiterscheinung. Egal ob es sich dabei um natürliche Stoffe handelt oder um chemische: Lassen Sie neue Möbel ein paar Tage ausgepackt in einem gut gelüfteten Raum atmen. Selbst natürliche Öle, wie sie in biologischen Lacken oder Wachsen verwendet werden, können aufgrund ihres intensiven Geruches zu Kopfschmerzen führen.

Foto: G-Gate Furniture

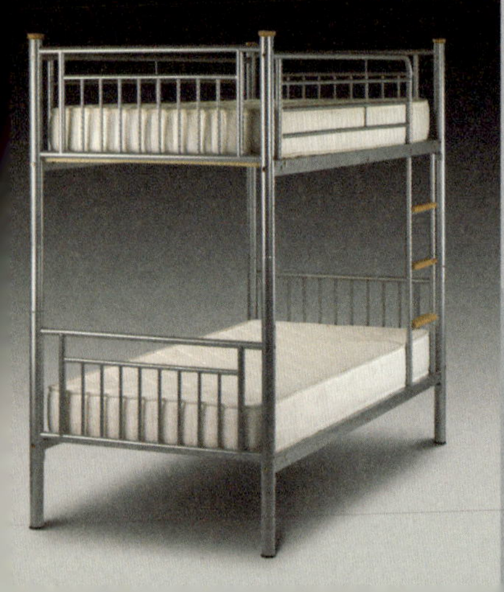

Foto: bedcity.com

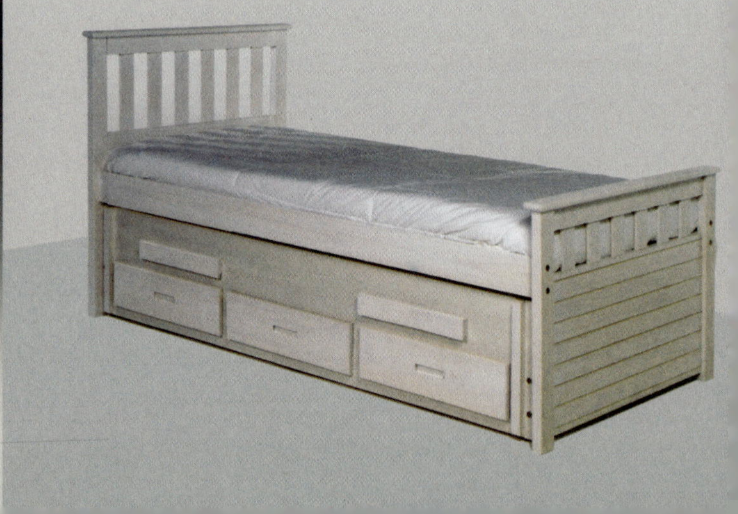

Metalle wie Edelstahl, Messing oder Aluminium lassen sich nicht magnetisieren. Wer trotzdem Bedenken hat, sollte besser auf ein anderes Bett ausweichen, denn auch Angst kann krank machen. (➔ Seite 119)

Design und Bequemlichkeit

„Form follows Function" heißt einer der Leitsätze im Design und bedeutet nichts anderes, als dass ein Gegenstand vor allem mal praktisch und einfach zu gebrauchen sein muss und sich die Gestaltung der Funktionalität unterzuordnen hat. Was macht aber nun ein gutes Bettgestell aus?

Zunächst einmal muss die Lüftung der Matratze möglich sein. Also, keine Verkleidung, die am Fußboden aufsitzt, keine Laden unter dem Bett, so praktisch ein solcher Stauraum auch ist. Ein umlaufender Rahmen verhindert, dass die Matratze wegrutscht oder im Doppelbett der Spalt zwischen den Matratzen immer größer wird.

Das Bett soll stabil sein, spielende Kinder aushalten und auch bei heftigeren Bewegungen nicht knarren oder quietschen.

Wer keinen verstellbaren Lattenrost hat, wird zum Lesen ein bequemes, individuell einstellbares Betthaupt schätzen, das hoch genug ist um den ganzen Kopf abzustützen. Wenn

Foto: bedroomfurnituremart. com

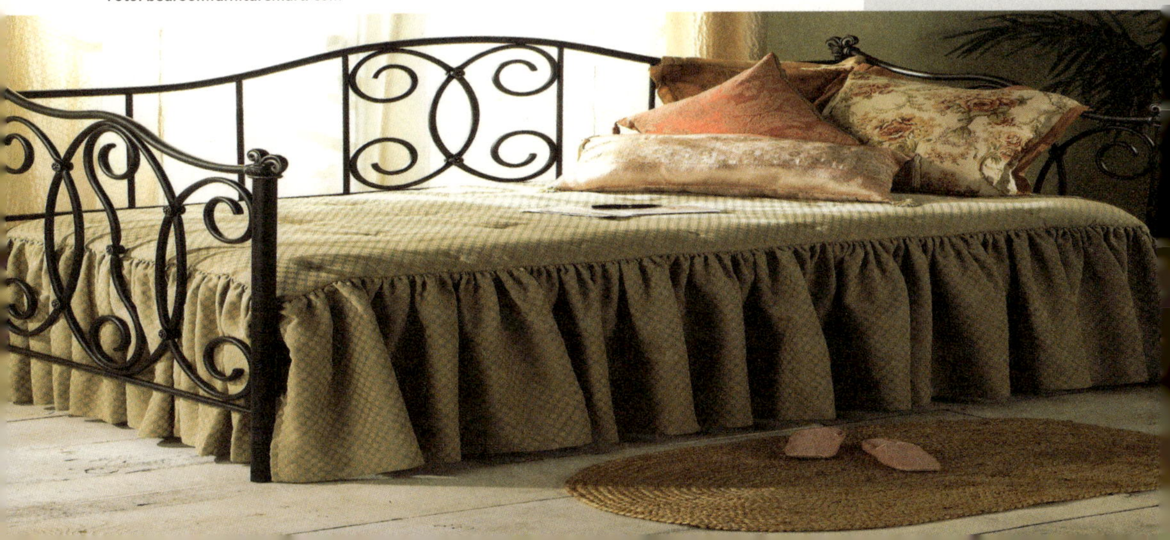

das Betthaupt einen Bezug hat, so muss dieser abnehmbar und waschbar sein.

Beim Doppelbett sind höhenverstellbare Beschläge praktisch. Diese Beschläge ermöglichen eine ebene, einheitliche Liegefläche auch dann, wenn Lattenroste und Matratzen der zwei Schläfer unterschiedliche Höhe haben. Betten mit einer Breite von mehr als 160 Zentimeter sollten auch über einen Mittelsteg oder Stützfüße verfügen, um die Lattenroste zu unterstützen.

Lassen Sie Ihr Bett tagsüber offen, damit es gut abtrocknen kann.

Finger weg von plüschverkleideten Spielwiesen. Die dicke Polsterung behindert die Atmung der Matratze, das Material kann sich statisch aufladen, ist nicht waschbar und sieht mit all den Bröseln, Haaren und Staub, die sich im Stoff festsetzen, bald nicht mehr elegant aus. Originell, aber völlig untauglich sind auch Kunststoffwannen in Form von Muscheln, schnellen Autos oder ähnlichem. Hier gerät die Matratze schnell ins Schwitzen.

Unten offen

TIPP

Betten, die am Fußende offen sind, sind unbedingt empfehlenswert
- für groß gewachsene Menschen, da sie sich so weniger beengt fühlen,
- wenn eine Bettseite an der Wand steht, weil dann das Ein- und Aussteigen leichter fällt.

Alleine schlafen oder zu zweit?

Befinden Sie sich gerade im Liebestaumel oder in den Flitterwochen, werden ein getrenntes Schlafzimmer oder zwei Einzelbetten kaum ein Thema für Sie sein. Aber auch der schönste Honeymoon geht einmal vorbei, und der Alltag kehrt ein. Wie leidensfest sind Sie, wenn Ihre bessere Hälfte Sie Bäume sägend – sprich schnarchend – um Ihre wohlverdiente Nachtruhe bringt? Wäre da nicht ein Bett nur für sich alleine, ohne störende Nebengeräusche, sehr verlockend? Doch nicht nur starkes Schnarchen, auch ein unruhiger Schlaf, verbunden mit vielen Bewegungen oder wiederholten nächtlichen Spaziergängen des Partners bzw. der Partnerin, können sich äußerst ungünstig auf Ihren Schlaf auswirken. Auch aus erotischen Gründen bevorzugen manche Paare getrennte Schlafzimmer, um so der alltäglichen Routine im ehelichen Schlafgemach zu entkommen.

Für andere Menschen ist das gemeinsame Schlafzimmer dagegen ein Ort der Geborgenheit und der gegenseitigen Nähe, die man um keinen Preis missen möchte. In diesen Fällen ist auch lautstarkes Schnarchen leichter zu ertragen. Darüber hinaus müssen einmal getroffene Entscheidungen ja nicht gleich für die Ewigkeit sein. Partnerschaften ändern sich mit den Jahren und damit vielleicht auch die Schlafgewohnheiten und -bedürfnisse.

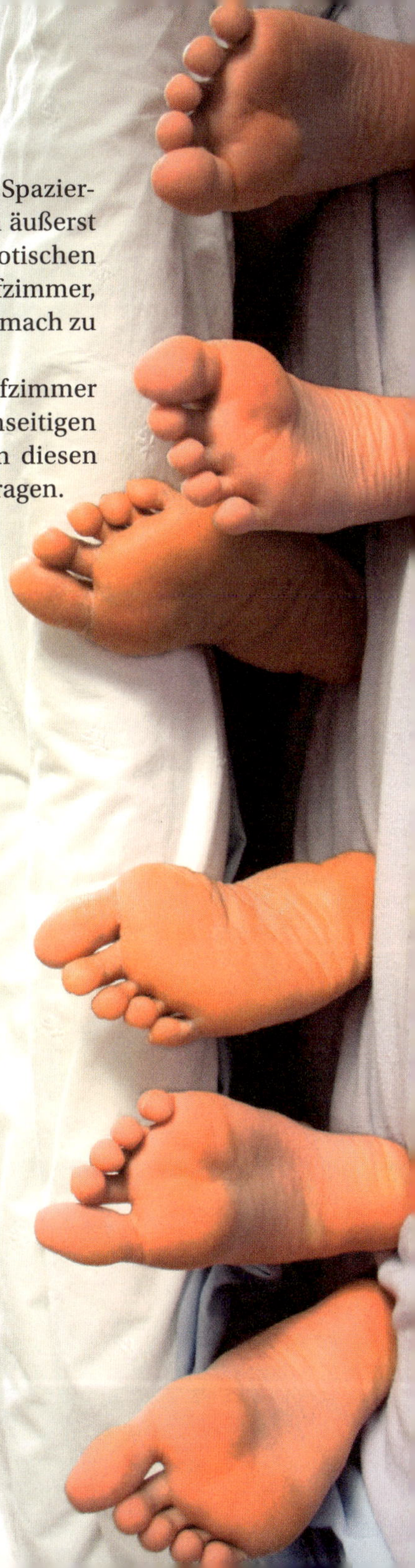

Foto: iStock_pelvidge

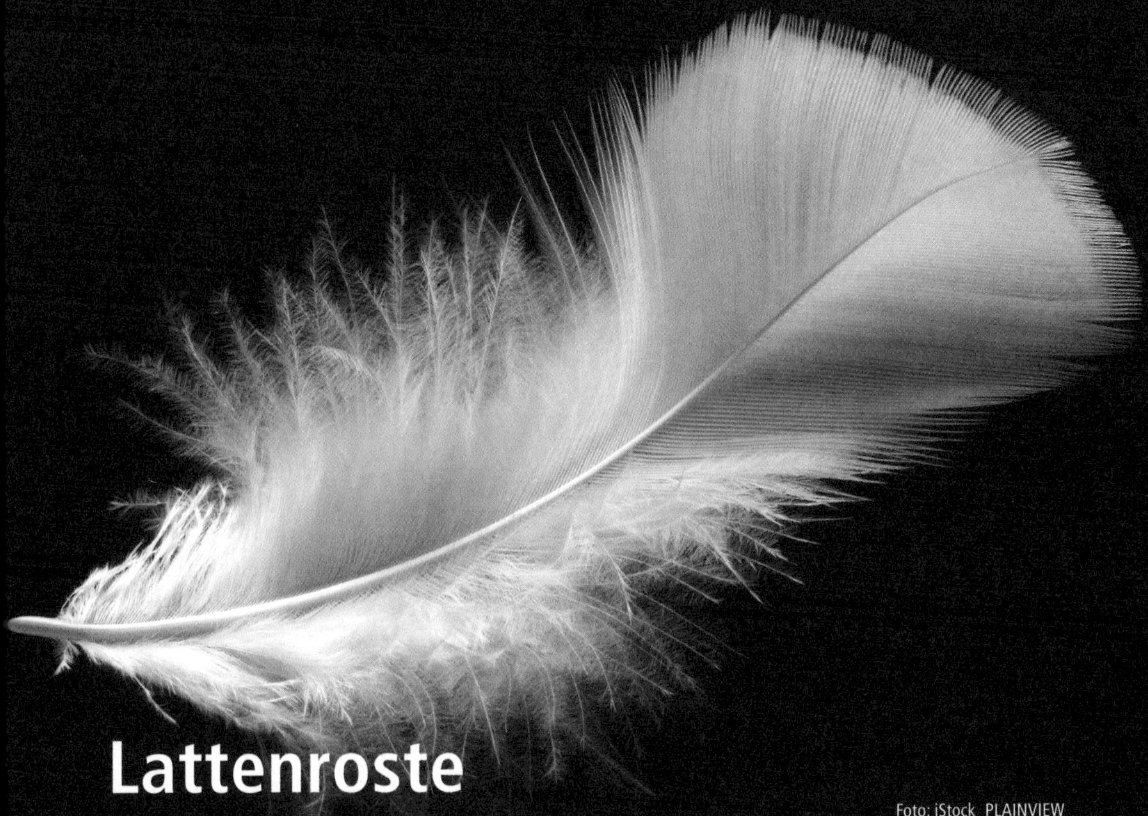

Lattenroste

Foto: iStock_PLAINVIEW

Erst die passende Unterlage sorgt dafür, dass die Matratze richtig zur Geltung kommt. Neben Federholzlatten sind inzwischen auch futuristisch anmutende Tellerlattenroste auf dem Markt. Bei Bettsystemen gibt es Lattenrost und Matratze nur im Paket.

Die richtige Unterlage

Das Zusammenspiel zwischen Lattenrost und Matratze ist ein höchst sensibles. Während die Matratze beim Liegen für die Feinabstimmung sorgt, bietet der Lattenrost – im Idealfall – die passende Basis dafür. Das heißt, im oberen Bereich sorgt er für den nötigen Spielraum, damit die Schulter in Seitenlage so weit absinken kann, dass die Wirbelsäule waagrecht bleibt. Auch im schwereren Beckenbereich ist ein guter Lattenrost nachgiebig. Im Bereich der Lendenwirbel wiederum unterstützt er mit zusätzlicher Festigkeit, damit sich kein Hohlkreuz bildet. Für Menschen, die im Bett nicht nur schlafen, sondern auch gerne lesen oder fernsehen, gibt es verstellbare Lattenroste, die bequemes Sitzen ermöglichen.

Die zweite wichtige Aufgabe des Lattenrostes ist es, die Matratze so zu lagern, dass diese auch von unten gut belüftet wird. Nur so kann die während der Nacht abgegebene Flüssigkeit ausreichend verdunsten.

Fest, flexibel, hart, weich

Lattenroste in ihrer einfachsten Ausführung sind nichts anderes als simple Holzleisten, die fix in einem Rahmen montiert sind. Moderne High-tech-Modelle bestehen dagegen

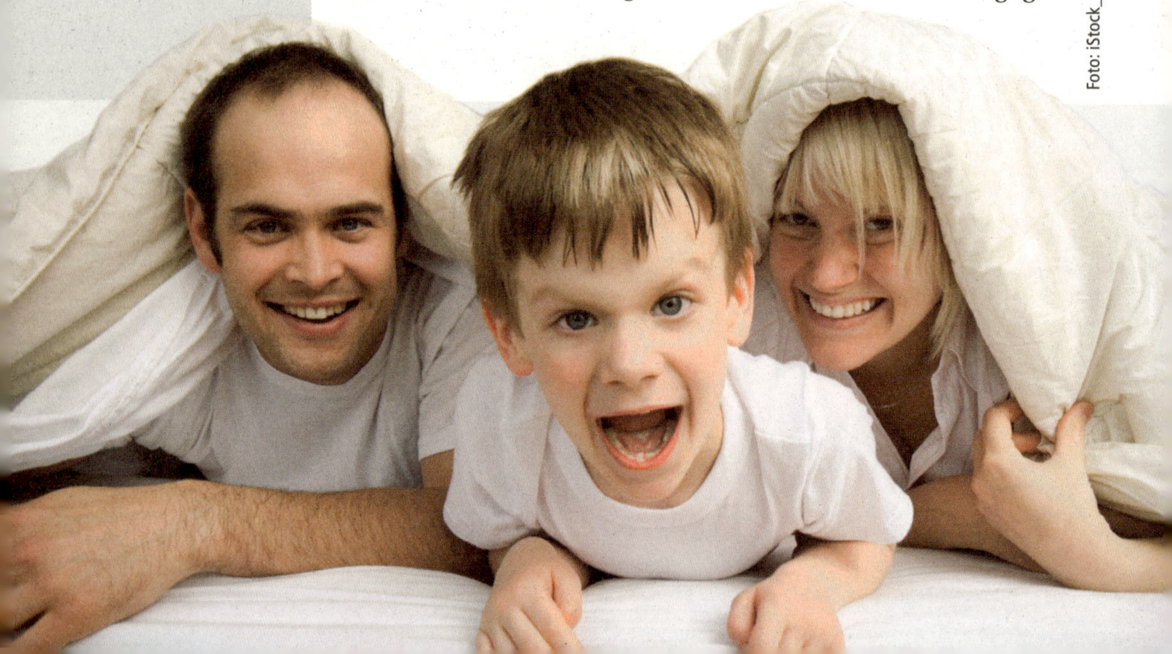

Foto: iStock_Leigh Schindler

aus Kunststoff, haben elastische Latten, auf denen zusätzlich flexible tellerartige Elemente angebracht sind. Entsprechend der Vielfalt der am Markt befindlichen Varianten ist nicht nur deren Komfort unterschiedlich, sondern auch der Preis, der zwischen 50 und weit über 500 Euro liegen kann.

Bei Doppelbetten sind übrigens zwei Lattenroste nötig. Nicht nur, weil jeder Schläfer andere Ansprüche hat, sondern auch, weil ab einer Breite von etwa 130 Zentimetern die Latten in ihrer Federleistung physikalisch nicht mehr mit können und bei Belastung durchhängen.

Ein harter Lattenrost muss nicht unbedingt ein Garant für besseres Liegen sein. Wichtig ist vor allem, dass er den Körper an den richtigen Stellen ausreichend unterstützt. Schwere Menschen werden wahrscheinlich einen etwas festeren Lattenrost brauchen, solche mit ausgeprägten Körperformen unabhängig vom Gewicht einen, der an den richtigen Stellen weicher ist. Bei Doppelbetten kann es leicht sein, dass die Partner sich mit unterschiedlichen Lattenrosten wohl fühlen.

Nur im Team wirksam

TIPP

Der beste Lattenrost ist wirkungslos, wenn eine ausgeleierte und verknautschte Matratze darauf liegt. Umgekehrt nützt die tollste Matratze nichts, wenn die Unterlage einen Durchhänger hat und in der Mitte einbricht. Die Matratze wird diesen Kniefall ohne Zweifel mitmachen.

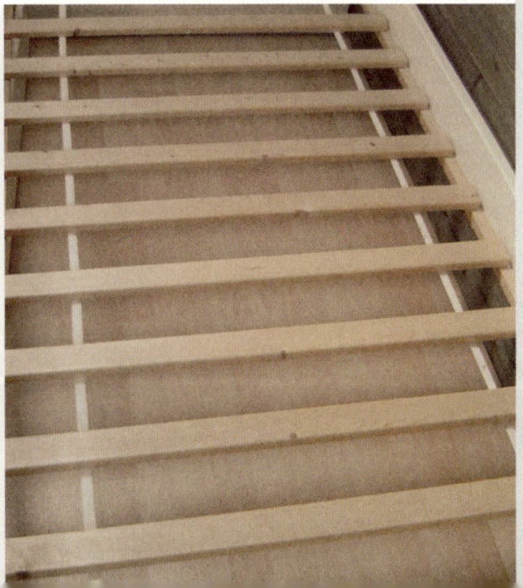

Foto: Wikipedia_Maniago

Bei den einfachsten Lattenrosten sind starre Holzleisten fix in einem Rahmen montiert.

Federholzlattenroste

Bei diesen Lattenrosten bestehen die Latten aus mehreren miteinander verleimten Holzschichten. Sie werden unter Dampf nach oben gewölbt, wodurch sie elastisch werden und federn. Latten aus Buchenholz bleiben länger elastisch und sind stabiler als solche aus Birke.

Bei sehr preiswerten Modellen werden die Enden der Leisten in Taschen aus Kunststoff gelegt, die im Holz des Rahmens stecken. Bessere Lattenroste lagern die Latten in beweglichen Trägerelementen, die sich auf dem Rahmen befinden. So sind die einzelnen Leisten entsprechend der Belastung unabhängig voneinander bewegbar. Dadurch passen sie sich der Körperform und den Bewegungen des Schlafenden optimal an.
Eine Unterstützung der Lendenwirbelzone (➜ Seite 28) und in Seitenlage der Taille kann durch festere oder enger nebeneinander liegende Latten bewirkt werden. Eine weitere Möglichkeit sind Schlaufen, die um die Latten und eine darunter liegende feste Holzleiste gehen. Je mehr man diese Schlaufen an den Rand schiebt, desto fester wird die Federlatte gespannt.
Die Unterstützung der Schulterzone erfolgt nach dem gegenteiligen Prinzip. Hier kommen nicht festere, sondern weichere Latten zum Einsatz.

Ein guter Lattenrost hat mindestens 28 Latten. Der Abstand zwischen den einzelnen Leisten sollte etwa drei Zentimeter

Bei diesem Lattenrost stecken die elastischen Federholzleisten in Kunststofftaschen, die auf dem Rahmen fixiert sind.

Foto: IKEA

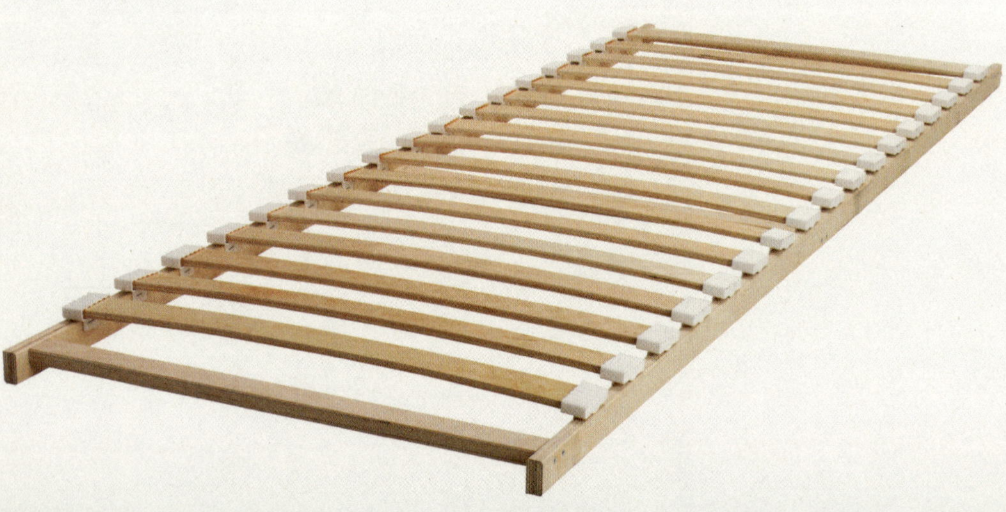

Maßgeschneidert

TIPP

Individuell anpassbare Lattenroste haben den Vorteil, dass man zu Hause nachjustieren kann. Lassen Sie sich aber genau erklären, wie das geht und probieren Sie selber. Wichtig ist, dass Sie von der neutralen Einstellung ausgehen. Von dort arbeiten Sie sich in kleinen Schritten und mit jeweils einigen Tagen Pause dazwischen zur für Sie idealen Einstellung hin.

betragen. Ist er größer, besteht die Gefahr, dass die Matratze zwischen den Latten durchhängt. Das schränkt nicht nur den Liegekomfort ein, es strapaziert auch die Matratze und führt zu vorzeitigem Verschleiß. Spart man beim Lattenrost, muss man damit rechnen, öfter in neue Matratzen investieren zu müssen. Bei Federkernmatratzen darf der Abstand etwas größer sein. Insgesamt sollte aber das Verhältnis Latten zu freier Fläche bei 1:1 liegen, damit die Matratze gut belüftet wird.

Schlafen Sie auf einer hochwertigen und punktelastischen Schaumstoffmatratze (➜ Seite 49) ist ein guter Rahmen unerlässlich, damit die Unterlage ihre Stärken ausspielen kann. Das gilt auch für Kaltschaumstoffmatratzen. Taschenfederkern- und Schaumstoffmatratzen mit einem festen Kern, etwa aus Stroh oder Rosshaar, können Sie dagegen ruhig mit einem Rahmen mittlerer Qualität kombinieren. Einfache Federkernmatratzen (➜ Seite 58) sowie robuste Matratzen aus Standardschaumstoff (➜ Seite 51) vertragen auch einfache Lattenroste.

Foto: iStock_CARO Laurent

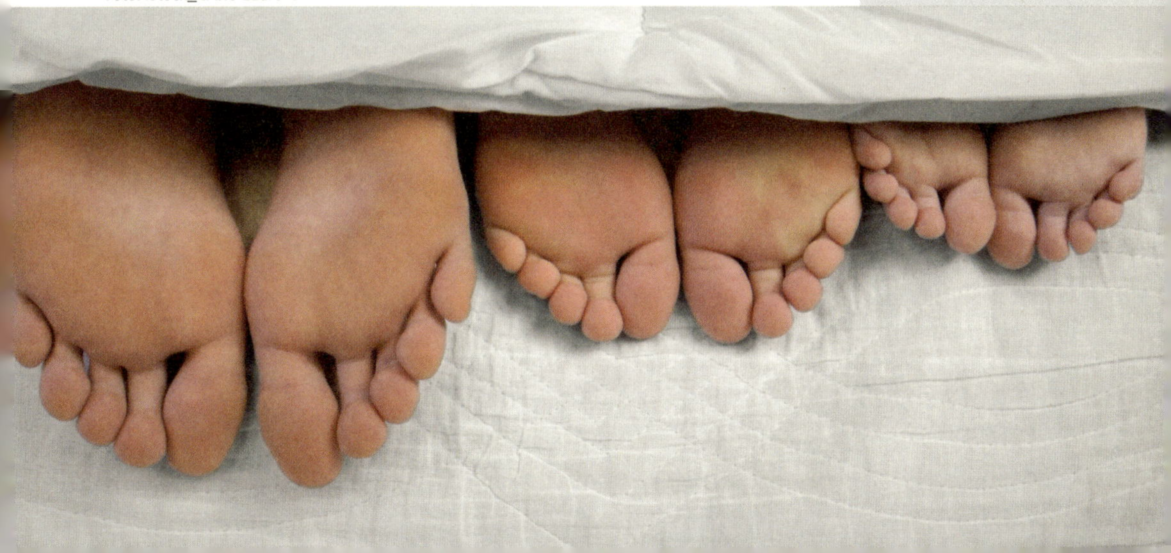

Ersatzteile gefragt

TIPP

Egal ob Sie sich für einen Feder- oder Tellerlattenrost entscheiden: Erkundigen Sie sich vor dem Kauf bei teureren Modellen, ob es Ersatzteile gibt und wie man einzelne Teile austauschen kann. Gute Markenhersteller liefern problemlos Ersatzteile auch für Rahmen, die schon 20 Jahre gute Dienste geleistet haben.

Tellerlattenroste

Bei diesen Produkten sind einzelne, flexibel gelagerte tellerförmige Elemente dicht an dicht auf Kunststofflatten montiert. Das macht diesen Lattenrost besonders punktelastisch. Das bedeutet, er macht jede Bewegung mit, aber nur dort, wo sie gerade stattfindet. Während die Federlatte als ganzes nachgibt, reagieren hier nur jene Elemente, die direkt belastet werden, die anderen bleiben in der Ausgangsposition. So kann der Körper punktuell einsinken, während der Rest unterstützt bleibt. Weiterer Vorteil: Bei diesen Lattenrosten kann die Feuchtigkeit besonders gut verdunsten, da die Matratze nur punktuell aufliegt und die aufgenommene Feuchtigkeit damit besser abtrocknen kann.

Manche Modelle sorgen mit Tellerelementen von unterschiedlicher Härte für zusätzlichen Komfort. Qualitätsunterschiede ergeben sich durch die Anzahl der Teller, auch Pads genannt, sowie durch das verwendete Material.

Bei Tellerlattenrosten sorgen tellerförmige Elemente – Pads – in Verbindung mit Kunststofflatten für Punktelastizität.

Fotos: Sembella

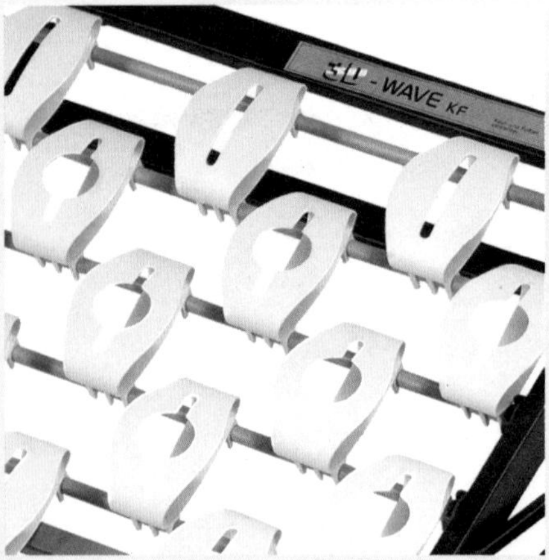

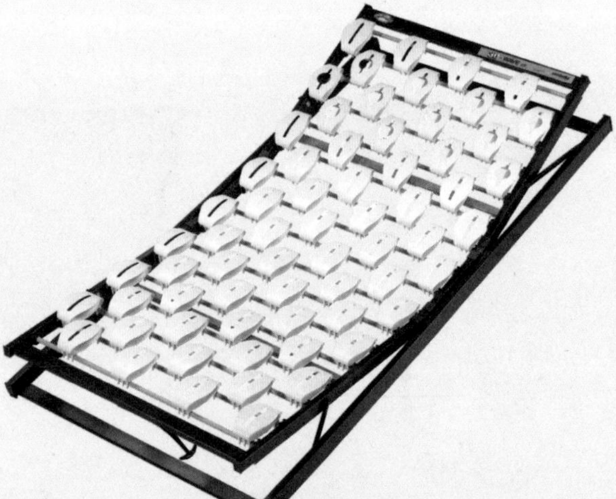

Manuell verstellbare Lattenroste

Verstellbare Lattenroste bieten all jenen zusätzlichen Komfort, die, wie bereits erwähnt, gerne im Bett lesen, fernsehen oder frühstücken. Bei schwerer Krankheit werden solche Modelle zu wertvollen, manchmal auch unerlässlichen Helfern.
Bei einfachen Modellen ist der Lattenrost dreigeteilt. Der Mittelteil ist fix, Kopf- und Fußteil können schräggestellt werden. Wenn Sie auch auf eine aufrechte Position Wert legen, sollten Sie folgende Punkte beachten:

- Lässt sich der Lattenrost ausreichend verstellen oder ist nur eine leichte Schräglage möglich?
- Ist in Sitzposition der Kopf noch abgestützt oder ist der Kopfteil so kurz, dass Sie im Sitzen darüber hinausragen?
- Hat Ihr Bett rundum einen Rahmen, der die Matratze hält, oder besteht die Gefahr, dass Sie aufrecht mitsamt der Matratze ins Rutschen geraten? Im Fachhandel gibt es Bügel, mit denen die Matratze am Fußende oder an der Seite auch noch nachträglich im Rahmen fixiert werden kann.

Ein Hochstellmechanismus ist übrigens immer nur so gut, wie er sich bedienen lässt. Mechanismen, bei denen Sie jedes Mal aus dem Bett klettern müssen, um dann mit einer Hand Rahmen und Matratze hochzuheben, während Sie mit der anderen Hand versuchen, Zapfen oder Keile umzustecken,

Fotos: Sembella

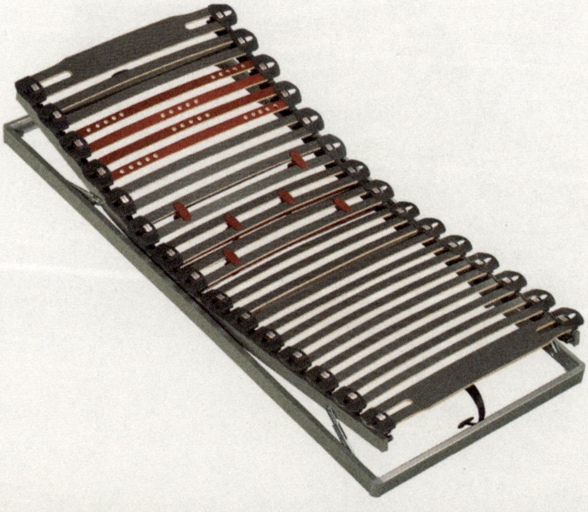

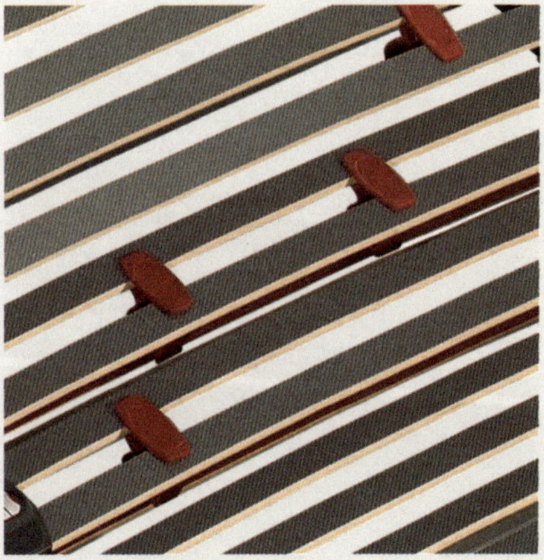

Bei diesem Lattenrost können der Kopf- und der Fußteil verstellt und im Mittelbereich die Härte der Federleisten reguliert werden.

Bedingt geeignet

TIPP

Wollen Sie im Bett sitzen, brauchen Sie dafür eine passende Matratze. Die Sitzposition machen nur Schaumstoff-, Latex- und manche Taschenfederkernmatratzen mit. Bonellfederkernmatratzen und solche mit einem festen Kern aus gepressten Kokosfasern oder Stroh sind dagegen nur für leichte Schräglagen geeignet.

werden Sie garantiert sehr, sehr selten verwenden. Ein Hochsteller sollte sich daher zum Schlafen vom Bett aus wieder in die Waagrechte bringen lassen.

Menschen, die tagsüber viel auf den Beinen sind, empfinden die Möglichkeit der Fußhochlagerung als großen Komfort, sich bei Kreislauf- und Venenproblemen Linderung zu verschaffen. Doch Vorsicht: Um den Kreislauf nicht zu überlasten, ist darauf zu achten, dass die Ferse maximal auf die Höhe des Herzens zu liegen kommt.

Elektrisch verstellbare Lattenroste

Sehr komfortabel, aber auch teuer sind Lattenroste, die sich durch Motorkraft in fast jede Position bringen lassen. Mit Hilfe von bis zu fünf Motoren kann man im Bett nahezu jede Stel-

Ein elektrisch verstellbarer Lattenrost lässt sich per Knopfdruck in fast jede Position bringen.

Foto: Sembella

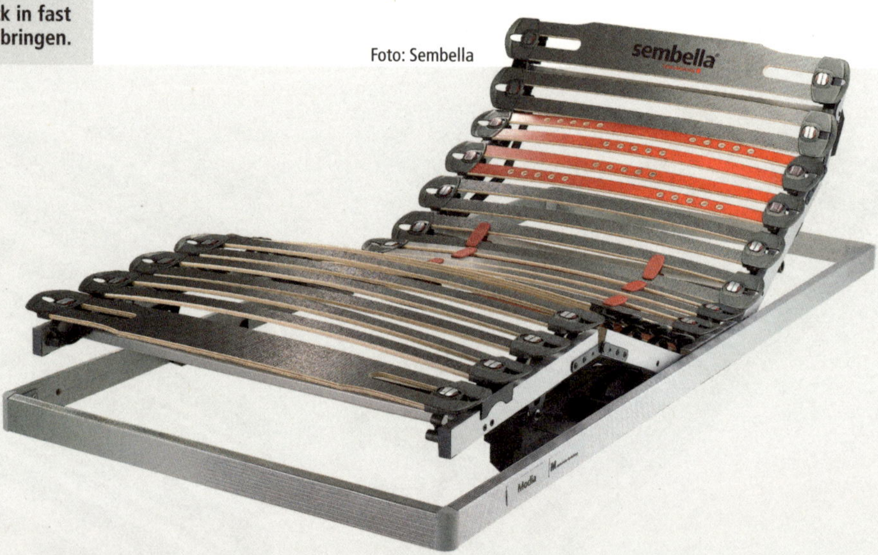

lung einnehmen. Alles per Knopfdruck, ohne lästiges Herausklettern aus dem warmen Bett, so steht es wenigstens im Werbeprospekt. Himmlisch bequem und – mit Preisen zwischen 300 und über 2000 Euro – bisweilen teuflisch teuer. Die Preisunterschiede erklären sich aus der Qualität des Lattenrostes und der Anzahl der Motoren.

Wenn Sie sich dafür entscheiden, achten Sie darauf, dass Ihr motorbetriebener Lattenrost unbedingt über eine Notabsenkung verfügt. Diese ermöglicht, dass das Bett auch bei Stromausfall in die nötige, waagrechte Schlafposition gebracht werden kann.

Für Menschen, die auf elektromagnetische Felder besonders sensibel reagieren, gibt es auch elektrisch bedienbare Lattenroste mit Netzfreischaltern. Ist das gesamte Schlafzimmer bereits mit einem Netzfreischalter ausgestattet, ist ein eigener Schalter am Bett jedoch überflüssig. (➔ Seite 122)

Schlafen mit System

Bettsysteme stimmen Lattenrost und Matratze exakt aufeinander ab. Dies behaupten zumindest Hersteller, die solche Systeme verkaufen. Dieselben Hersteller bieten aber durchaus

Bei Bettsystemen sind Rahmen, Lattenrost und Matratze genau aufeinander abgestimmt.

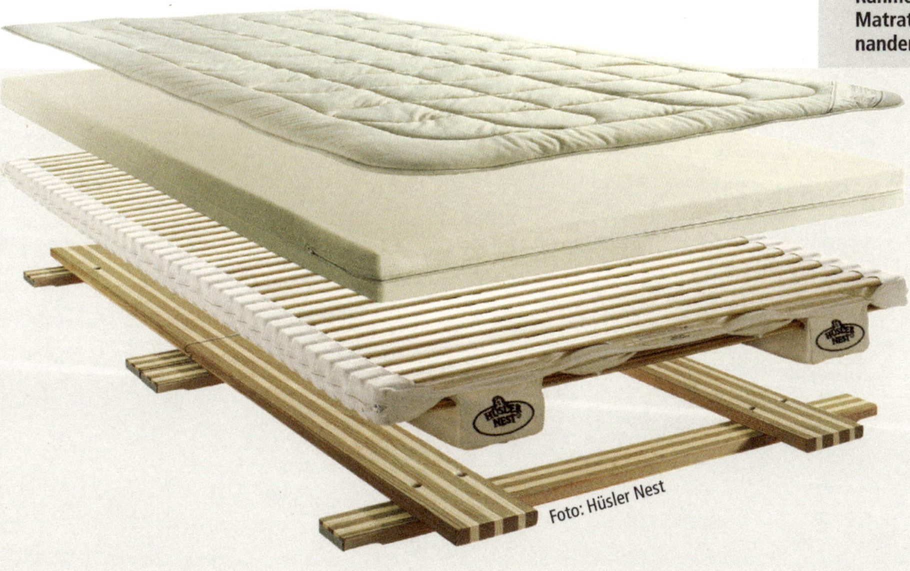

zu jedem Lattenrost unterschiedliche Matratzen an – schließlich will man ja die Bedürfnisse von Weichliegern genauso erfüllen wie von jenen, die es härter mögen.

Wichtig ist, dass Matratze und Rost gut aufeinander abgestimmt sind. Bei Bettsystemen, die vom Hersteller schon als solche konzipiert sind, können Sie diesbezüglich sicher sein. Individuelle Zusammenstellungen im guten(!) Fachhandel können aber denselben Effekt erreichen. Bei Setangeboten, wie sie im Ausverkauf oft erhältlich sind, hilft nur, sich vorher genau erkundigen und Probe liegen. Solche Angebote können in Ordnung sein – oder auch nicht.

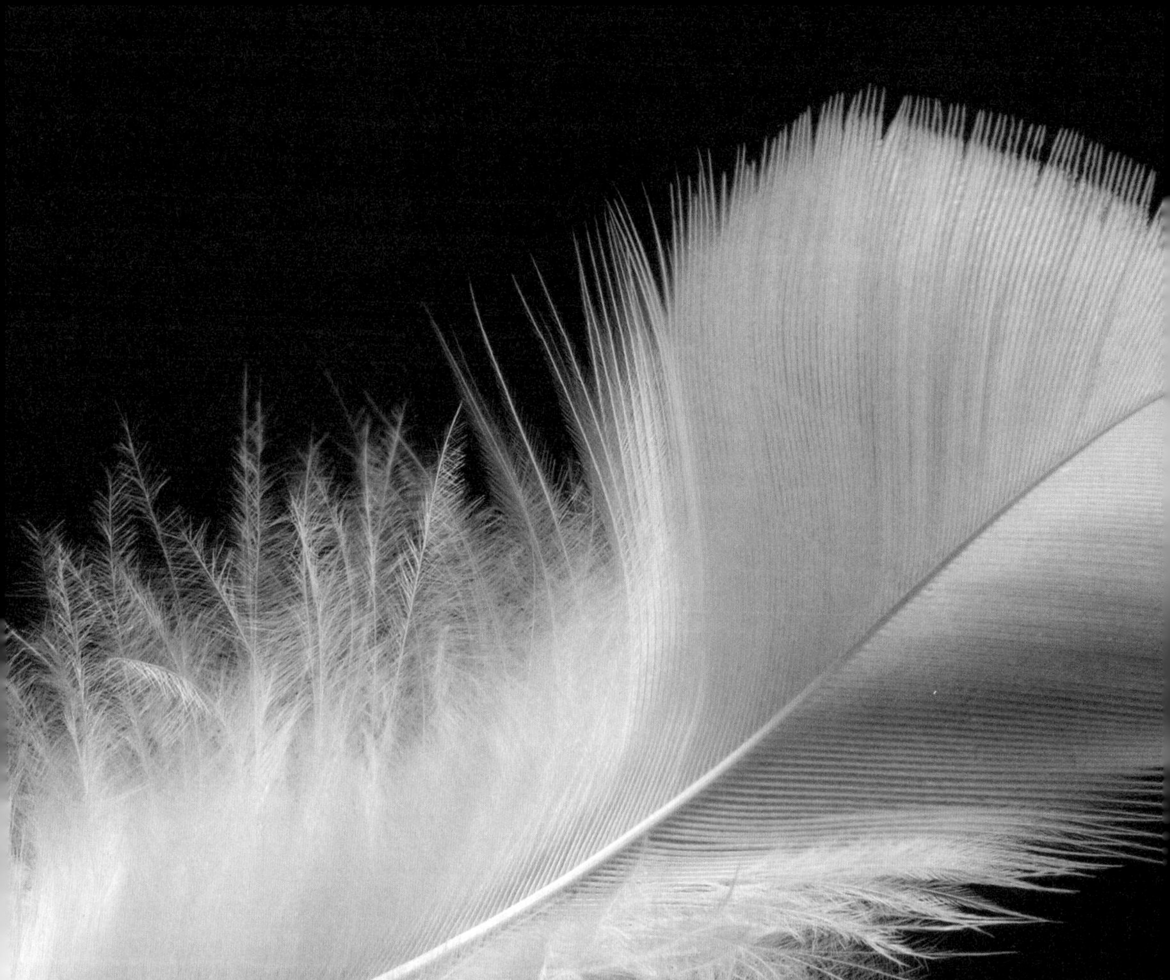

Matratzen

Foto: iStock_PLAINVIEW

Von Schaumstoff über Latex bis zu Federkern: die Auswahl an Matratzen ist riesig. Je nach Material sind Liegekomfort, Feuchtigkeitstransport und Wärmeisolation unterschiedlich. Unabhängig vom Typ muss jede Matratze gut gelüftet und regelmäßig gewendet werden.

Eigenschaften und Pflege

Eine gute Matratze unterstützt den Körper in jeder Schlaflage und engt ihn in seiner Bewegungsfreiheit nicht ein. In Seitenlage sollte sie - in Zusammenspiel mit einem geeigneten Lattenrost - im Bereich von Schultern und Hüften so weit nachgeben, dass die Wirbelsäule gerade gelagert wird. In Rückenlage muss sie fest genug sein, um das Kreuz in seiner natürlichen S-Form zu unterstützen. Weder darf das Gesäß so weit einsinken, dass ein Hohlkreuz entsteht, noch soll der Rücken durchhängen. Die ideale Matratze ist nicht so weich, dass man in ihr versinkt, aber weich genug, dass der Körper im Schlaf keine Druckstellen bekommt. Federkernmatratzen dürfen bei Bewegungen während des Schlafs maximal(!) kurz nachwippen, aber nicht schaukeln.

Im Doppelpack

TIPP

Bei Doppelbetten immer zwei Matratzen statt einer nehmen. Schlafverhalten und körperliche Gegebenheiten sind bei jedem Menschen ganz individuell ausgeprägt. Wählen Sie besser Matratzen mit unterschiedlichen Eigenschaften, als die nächsten zehn Jahre auf einer Unterlage zu liegen, die zwar zu Ihrem Partner, nicht aber zu Ihnen passt.

Foto: Sembella

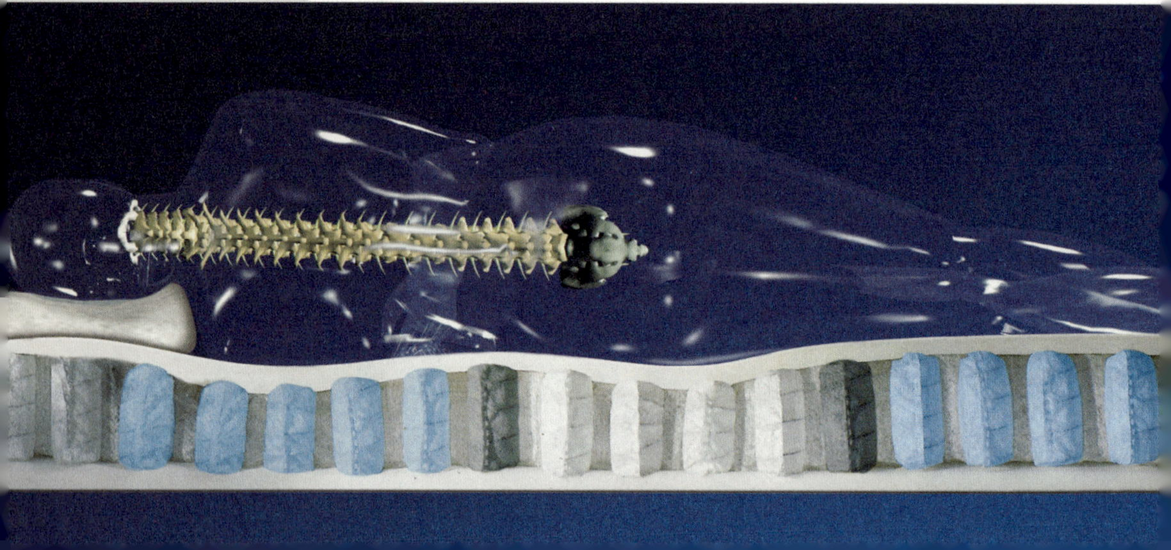

Feuchtigkeitstransport

Rund 0,5 Liter Flüssigkeit verliert der gesunde Schläfer in einer Nacht, bei einem kranken Menschen kann es leicht die dreifache Menge sein. Rund ein Drittel davon wandert in die Matratze. Eine gute Schlafunterlage muss also die Feuchtigkeit schnell vom Körper ableiten. Andernfalls wird es im Bett ungemütlich feucht, was weder angenehm noch hygienisch ist. Außerdem gibt es für Muskulatur und Gelenke nichts Gefährlicheres als feuchte Kälte.

Damit Ihr Bett am Abend wieder schön trocken ist, heißt es außerdem gut lüften. Peniblen Menschen mag es Probleme bereiten, aber am besten ist es für Ihren Schlafkomfort, wenn das Bett tagsüber offen bleibt, also ungemacht, und ohne Überdecken gut lüften kann.

Lassen Sie Ihr Bett tagsüber offen, damit es gut abtrocknen kann.

Keine zu kalte Kammer

TIPP

Je kälter die Temperatur im Schlafzimmer, desto langsamer wird die Feuchtigkeit aus der Matratze abgegeben. Das hat zwei Nachteile: In der körperwarmen Matratze sammelt sich die Feuchtigkeit, Sie liegen bildlich gesprochen im eigenen Saft. Und: In extremen Fällen, etwa bei nicht isolierten, kalten Böden oder in selten beheizten Räumen, kann es so trotz Lattenrost zu Schimmelbildung kommen. Langfristig sollte das Thermometer im Schlafzimmer nicht unter 15 Grad sinken.

Wärmeisolation

Schlafen Sie gern in kühlen Räumen oder neigen Sie zum Frösteln, sollte Ihre Matratze die Körperwärme möglichst lange halten. In diesem Fall sind Schaumstoffmatratzen erste Wahl. Aber auch Auflagen können mithelfen, die Wärme im Bett zu halten. Bei stark geheizten Schlafzimmern oder Menschen, denen schnell heiß wird, reicht eine mittlere Isolation. Das heißt, die Schlafunterlage muss die Wärme so ableiten, dass es im Bett nicht zu warm wird. Hier können Federkernmatratzen von Vorteil sein.

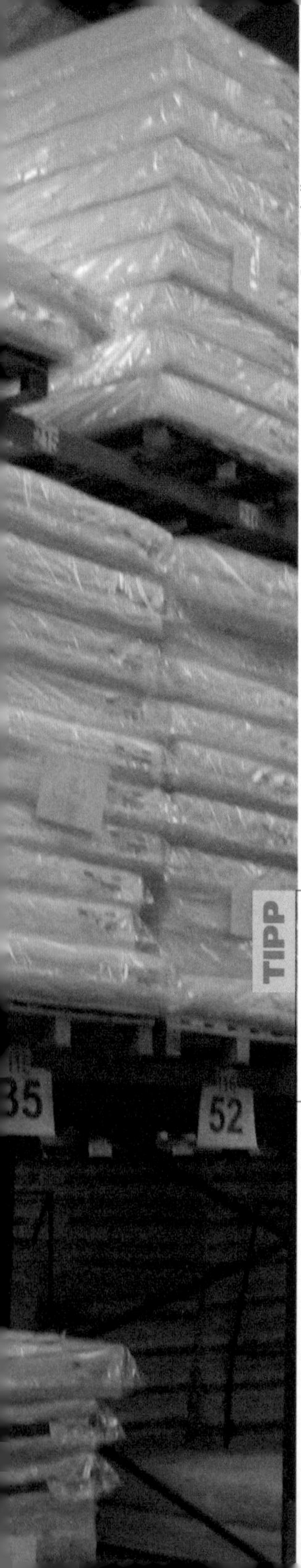
Foto: Sembella

Doch auch das Körpergewicht des Schläfers hat Einfluss auf die Behaglichkeit im Bett: Ein Leichtgewicht wird trotz hoher Wärmeisolation auf einer einigermaßen festen Matratze kaum schwitzen, während ein schwerer Körper tief in die Unterlage einsinkt. Deswegen sind weichere Schaumstoffmatratzen für Schläfer mit hohem Körpergewicht und einer starken Neigung zum Schwitzen weniger gut geeignet.

Haltbarkeit

Matratzen sind keine Anschaffung fürs Leben! Spätestens nach zehn Jahren ist ein Neukauf fällig, alleine schon der Hygiene wegen. Trotzdem sollten gute Liegeeigenschaften auch nach langjährigem Gebrauch noch erhalten bleiben, was im Klartext heißt: Selbst nach einer Benutzungsdauer von z.B. sieben Jahren dürfen keine nennenswerten Gruben oder Mulden entstehen. Für Matratzen aus Schaumstoff heißt das: Das Material muss sich nach der Belastung wieder vollkommen entfalten.

Keine Rosskuren

TIPP

Auch wenn Ihre Urgroßeltern ihr Leben lang auf ein und derselben Rosshaarmatratze lagen und steinalt wurden, heißt das nicht, dass Sie sich diese Matratzen auch in Ihr Bett legen sollten. Unsere Ahnen waren durchaus offen für technische Neuerungen, die ihnen das Leben erleichterten. Matratzen der heutigen Qualität standen ihnen bloß noch nicht zur Verfügung.

Liegekomfort

Matratzen werden in verschiedenen Härtegraden angeboten. Die einzelnen Bezeichnungen sind aber meist wenig hilfreich, denn eine verbindliche Definition für hart oder weich gibt es nicht. Außerdem empfindet jeder Mensch unterschiedlich. Faustregeln, dass Personen mit hohem Körpergewicht, mit empfindlichen Bandscheiben oder Bandscheibenschäden eine festere Unterlage benötigen, sind mittlerweile überholt. Auch schwere Menschen bekommen bei zu festen Matratzen unangenehme Druckstellen oder die Gliedmaßen schlafen ein, weil die Blutzufuhr auf der harten Unterlage beeinträchtigt wird. Eine zu weiche Unterlage ist aber genauso unangenehm, da der Mensch im Schlaf automatisch versucht, die für ihn günstigste Position zu finden. Sinkt er zu tief ein, liegt er in einer Mulde, gelingt ihm das meist nicht. Er schläft unruhig, wacht auf und nimmt eine angespannte Schlafhaltung ein. Rückenschmerzen sind unvermeidbar.

Gut gepolstert?

Mitbestimmend für den Liegekomfort und das Bettklima ist auch die Polsterung einer Matratze. Das Material muss elastisch, wärmeregulierend, luft- und feuchtigkeitsdurchlässig sein. Das Prinzip ist immer dasselbe: Das Polsterungsmaterial wird zu einem Vlies verarbeitet und dieses Vlies dann entweder direkt auf der Matratze aufgebracht oder mit dem Bezug bzw. der Auflage versteppt.

Jedes Polstermaterial ist Bestandteil der Wärmeisolierung der Matratze, die dazu beiträgt, dass es der Schläfer die ganze Nacht angenehm warm hat. Insbesondere bei Federkernmatratzen sorgt eine dickere Polsterschicht für behagliche Wärme und dafür, dass die Federn nicht zu spüren sind.

Märchen Gesundheitsmatratze

Gesundheitsmatratzen, aber auch sogenannte Bandscheibenmatratzen gehören ins Reich der Phantasie. Hier wird nämlich so getan, als könnte man durch den Kauf einer solchen Matratze seine Rückenprobleme kurieren. Das ist schlichtweg Unfug. Keine noch so gute Schlafunterlage kann Rückenprobleme heilen oder verhindern. Aber wenn Lattenrost und Matratze richtig kombiniert sind, wird die Wirbelsäule ausreichend gestützt. Das trägt dazu bei, dass sich die tagsüber gestauchten Bandscheiben wieder erholen können. Die Muskeln entspannen sich, und im besten Fall verschwinden die Schmerzen. Entscheidend ist daher, dass das Rückgrat während des Schlafens nicht aus seiner natürlichen S-Lage herausgedrängt wird. Und dazu braucht es sicher keine extra teure Gesundheitsmatratze.

Schwachpunkt Bezüge

TIPP

Bei einer Prüfung der Zeitschrift „Konsument" (Ausgabe November 2003) stellten sich viele Bezüge als problematisch heraus. Entweder waren sie gar nicht waschbar oder sie überstanden das Waschen nicht ohne Eingehen oder Verziehen, obwohl die Angaben auf der Pflegekennzeichnung eingehalten wurden.

Von den Naturhaaren ist Schafschurwolle am strapazfähigsten und bestens geeignet für jene, denen oft kalt ist. Die Wollfaserschicht ist jedoch oft nur hauchdünn. Manche Firmen geben die Wollmenge auch großzügiger an, als sie tatsächlich ist. Auch Baumwolle nimmt Feuchtigkeit gut an und fühlt sich im Sommer angenehm kühl an. Kapok wärmt und bewirkt sehr weiches Liegen. Kunststoffe können entweder hervorragende High-tech-Ware oder billiger Mist sein. Während erstere die Feuchtigkeit rasch und gut ableitet, beginnt man auf zweiter rasch zu schwitzen, was ein sehr unangenehmes Liegegefühl hervorruft.

Einige Jahre lang wurden von den Herstellern Matratzenbezüge mit Winter- und Sommerseite angepriesen. Das ist mittlerweile aus der Mode gekommen, da diese Bezüge nur schwer bis gar nicht waschbar waren.

Ein gut belüfteter Matratzenkern, eine weiche atmungsaktive Auflage und ein gepolsterter Überzug sorgen für Komfort im Bett.

Foto: Sembella

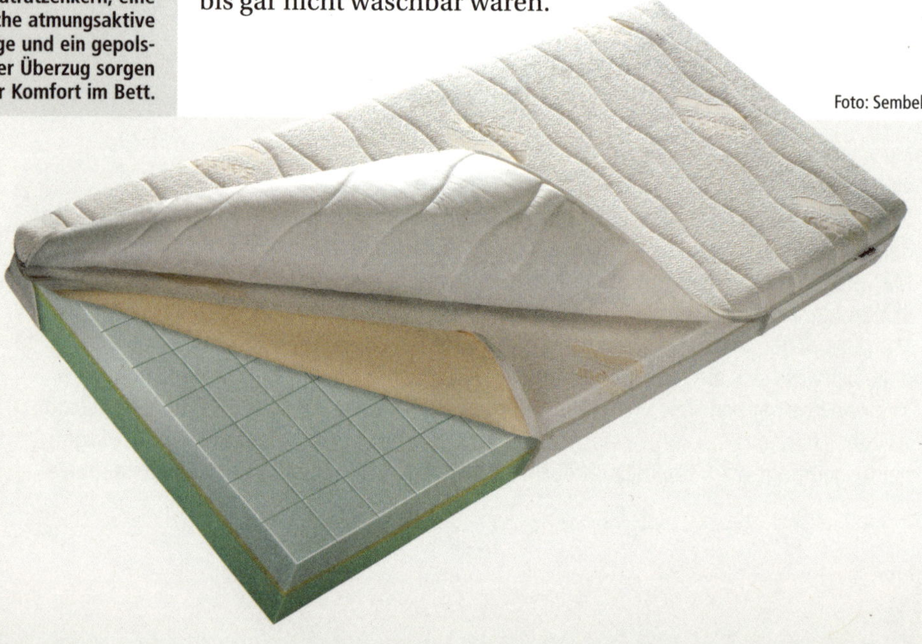

In der täglichen Praxis stellt sich auch oft heraus, dass selbst der Bezug einer Einzelmatratze für eine Haushaltswaschmaschine zu groß ist. Achten Sie beim Kauf einer Matratze daher darauf, dass der Bezug teilbar ist, also der Zipp zum Öffnen rundum geht, sodass Sie die obere und untere Hälfte getrennt abnehmen und waschen können.

Reinigung

Matratzen brauchen Pflege. Dazu gehört regelmäßiges Drehen und Wenden.

Damit Sie auf Ihrer Matratze lange gut schlafen, müssen Sie sie pflegen. Tägliches Lüften und häufiges Wenden ist hier ein absolutes Muss. Durch regelmäßiges Wechseln der Seiten, auch längsseitig, ist eine gleichmäßige Beanspruchung gewährleistet, und Sie gönnen der Polsterung eine Erholung.

Zum Lüften müssen Matratzen jedoch nicht jedes Mal aus dem Bettrahmen herausgenommen werden. Es genügt, die Decke bei geöffnetem Fenster zurückzuschlagen. Ausnahmen bilden Matratzen, die direkt auf dem Boden oder einem luftundurchlässigen Untergrund liegen. Um Kondenswasser- und Schimmelbildung zu unterbinden, sollten sie zum Lüften und Trocknen hochkant aufgestellt werden.

Regelmäßiges Drehen und Wenden verhindert außerdem die Muldenbildung und die einseitige Abnutzung. Insbesondere Baumwollfutons müssen täglich aufgestellt, geklopft und gelockert sowie wöchentlich gewendet werden.

Am besten ist es, wenn Sie tagsüber ganz auf einen Bettüberwurf verzichten. Können Sie ohne ihn aber nicht leben, nehmen Sie einen Überwurf aus atmungsaktivem Material wie etwa Baumwolle. Vergessen Sie Synthetiktagesdecken, die der Matratze die Luft zum Atmen nehmen. Dadurch wird Schimmelbildung begünstigt.

Schützen Sie Latex-, Schaumstoff- und Federkernmatratzen vor direkter Sonneneinstrahlung. Bei Futons und Naturmatratzen verhält es sich dagegen genau umgekehrt, sie lieben das Sonnenbad geradezu. Die Ultraviolettstrahlen töten mögliche Keime ab, die Fasern trocknen gut aus.

Wasser und Reinigungsmittel sind für Matratzen ohne abnehmbaren Bezug streng verboten. Gleiches gilt für den Teppichklopfer. Strapazfähig und vor allem hygienisch sind Matratzen mit abnehmbaren Bezügen (➜ Seite 42). Auf Wunsch sind für fast alle Matratzentypen bei Bedarf abnehmbare und waschbare Bezüge im Handel erhältlich. Auch wenn sie ein bisschen teurer sind, es lohnt sich. Bei der Reinigung natürlich immer auf die Pflegekennzeichnung achten.

Gütesiegel

Nicht nur bei Lebensmitteln, auch bei Matratzen sind Schadstoffe ein Thema. Die Hersteller begegnen diesem Problem mit Gütesiegeln, was gelegentlich für Verwirrung statt Klarheit sorgt. So bürgt ein textiles Bio-Zeichen – im Gegensatz zu Bio-Zeichen bei Lebensmitteln – keineswegs immer für Produkte aus biologischem Anbau. Auch die Grenzwerte für Schadstoffe oder der Umfang dessen, was geprüft wird, ist recht unterschiedlich. Umfassende Untersuchungen bieten vor allem das österreichische Umweltzeichen, die EU Blume oder der deutsche Blaue Engel.

EU Blume

Matratzen, die sich mit der EU Blume schmücken dürfen, werden umfassend geprüft. Das heißt, sowohl das Innenleben der Matratzen wird ebenso unter die Lupe genommen wie die textile Außenhaut. Prüfkriterien sind die Unbedenklichkeit der Rohstoffe, ein umweltschonender Produktionsprozess, und die Haltbarkeit der Matratze. Problematische Stoffe, mit denen die Schlafenden in Berührung kommen oder die sie einatmen könnten, dürfen nur in absolut unbedenklichen Konzentrationen vorkommen. Das betrifft etwa Farbstoffe, Flammschutzhemmer, Konservierungsmittel. Manche Substanzen wie aromatisierte Kohlenwasserstoffe, Pthalate als Weichmacher oder zinnorganische Substanzen als Schutz vor Schimmelbildung sind überhaupt verboten.

Österreichisches Umweltzeichen

Das österreichische Umweltzeichen hat die Kriterien der EU Blume für Bettmatratzen als Grundlage. Darüber hinaus gelten aber noch weitere Bestimmungen. So dürfen etwa Bakterizide, Fungizide (Anti-Pilzmittel), halogenorganische Verbindungen, Quecksilber, Blei oder Cadmium nicht verwendet werden. Auch für Sprungfedern aus Kunststoff wurden eigene Kriterien erstellt. Matratzen, die das österreichische Umweltzeichen tragen, müssen auch gewisse arbeitsrechtliche Standards erfüllen und härtere Tests bezüglich der Haltbarkeit bestehen als jene Matratzen, die sich mit der EU Blume schmücken.

Blauer Engel

Der Blaue Engel ist das deutsche Umweltzeichen. Die Prüfkriterien sind etwas strenger als jene der EU Blume und unterscheiden sich nur in wenigen Bereichen von jenen des österreichischen Umweltzeichens.

Öko-Tex

Ein Beispiel dafür, dass öko nicht gleich bio ist, zeigt der Öko-Tex Standard 100. Dieses Gütesiegel wird von der internationalen Gemeinschaft für Forschung und Prüfung auf dem Gebiet der Textilökologie vergeben. Viele der über 50 Prüfinstitute befinden sich mittlerweile in Erzeugerstaaten wie Indien, Pakistan oder Bangla Desh. Mit ökologisch orientiertem Anbau hat dieses Zeichen jedoch nichts zu tun. Nur das fertige Produkt wird humanökologisch (hinsichtlich der Verträglichkeit) geprüft, also darauf, ob es etwa Schadstoffe wie Formaldehyd abgibt.

Im weiterentwickelten Öko-Tex Standard 1000 werden zwar die Umweltbedingungen in der gesamten Produktionskette einbezogen, mit „bio" wie im Lebensmittelbereich ist das trotzdem nicht zu vergleichen. Weiterer Unsicherheitsfaktor: Das Zeichen gilt nicht automatisch für die ganze Matratze, sondern nur für einzelne Teile. Öko-Tex 100 Klasse IV gilt z.B. für das Innenleben der Matratze, die Klasse II dagegen für Textilwerkstoffe, also die Überzüge.

Green Cotton

Das Gütesiegel Green Cotton bedeutet, dass der Rohstoff Baumwolle aus biologischem Anbau stammt, und dass auch in der weiteren Verarbeitungskette gewisse umweltschonende Kriterien eingehalten werden müssen. Klarerweise bezieht es sich nur auf Baumwolle und eine Matratze allein aus dieser Naturfaser ist bislang noch nicht erfunden.

LGA Qualitätszertifikat

Das LGA Qualitätszertifikat der Landesgewerbeanstalt Bayern orientiert sich bei seiner Schadstoffmessung auch am Öko-Tex Standard 100. Zusätzlich bescheinigt es gewisse Gebrauchsprüfungen, z.B. von Funktion und Lebensdauer. Die LGA vergibt außerdem das Siegel LGA schadstoffgeprüft für Matratzen. Diese ausschließliche Schadstoffmessung setzt strengere Kriterien an als das Qualitätszertifikat. So ist z.B. für dieses Siegel Permethrin, ein Insektengift, das als Mottenschutz eingesetzt wird, nur in Spuren erlaubt.

Certipur

Das Certipur-Siegel gilt für Schaumstoffe aus Polyurethan, nicht jedoch für andere Bestandteile einer Matratze. Es soll langfristig ein gemeinsames europäisches Zeichen werden. Betriebe, die nach diesen Standards arbeiten, betreiben auch gemeinsame Forschung zur Entwicklung und Implementierung umweltschonender Produktionsverfahren, sparsamen Materialeinsatzes und des Recyclings sowohl von Produktionsabfällen als auch gebrauchten PUR-Schaumstoffen.

Schadstoffe: Nein, danke!

Gütesiegel sind das eine, die tägliche Produktionspraxis das andere. Die deutsche Stiftung Warentest testet deshalb regelmäßig Matratzen. Unerfreuliches Ergebnis (Zeitschrift „test" Ausgabe Oktober 2006): Vor allem im Billigsegment werden immer wieder Schadstoffe gefunden.

Vor allem in billigen Matratzen finden sich bei Tests immer wieder Schadstoffe.

Weit verbreitet ist das Desinfektionsmittel Triclosan. Auch wenn es meist nur in geringen Mengen vorkommt ist sein Einsatz bei Matratzen im Haushalt nicht nur überflüssig, sondern möglicherweise sogar gefährlich. Laut dem deutschen Bundesinstitut für Risikobewertung (BfR) kann Triclosan in Konzentrationen, wie sie in Matratzen eingesetzt werden, zur Bildung von Bakterienresistenzen führen. Dadurch, so die Experten weiter, könnten auch Behandlungen mit Antibiotika unwirksam werden. Das Institut empfiehlt deshalb, den Einsatz von Triclosan auf den medizinischen Bereich zu beschränken.

Auch Permethrin, ein Insektengift, das, wie bereits erwähnt, als Mottenschutz eingesetzt wird, findet sich häufig in größeren Mengen in Matratzen. Es kann aus dem Material entweichen und über Haut oder Atmung in den Körper gelangen. Selbst wenn keine akute Gefahr besteht: Gesundheitliche Folgen durch eine langfristige Belastung sind für empfindliche Menschen wie Kinder, Ältere oder Allergiker nicht auszuschließen. So wie Desinfektionsmittel ist auch Mottenschutz in Matratzen völlig überflüssig.

Besonders sauer stößt den deutschen Testern auf, dass von den Matratzenherstellern gleichzeitig Schadstoff-Freiheit suggeriert wird. Beliebt ist etwa ein „med" im Produktnamen, was nach besonderer Sorgfalt und Reinheit klingt. Auch Hinweise wie „Baumwoll Verbundstoff nach Öko-Tex Standard 100" sind geeignet, dem Konsumenten zu vermitteln, dass die Matratze keine Schadstoffe enthält. Doch selbst wenn eine Schlafunterlage dem genannten Standard entspricht: frei von z.B. Permethrin muss sie deswegen noch lang nicht sein. Die Verwendung dieses Stoffs stellt für Öko-Tex nämlich „bei sachgemäßer Anwendung kein erhöhtes Risikopotenzial" dar und ist daher auch nicht generell eingeschränkt. (➜ Seite 45)

An die frische Luft

TIPP

Nicht selten entströmen einer neu gekauften Schlafunterlage unangenehme Gerüche. Ob Ihre neue Matratze riecht oder nicht: Lassen Sie das gute Stück sicherheitshalber einige Tage ohne Verpackung auslüften, bevor Sie sich darauf zur Ruhe betten. Nicht vergessen auch den Raum, in dem die Matratze ausdunstet, immer wieder gut lüften.

Matratzenschoner

Matratzenschoner sind zwar aus der Mode gekommen, in vielen Fällen aber trotzdem nützlich.

Matratzenschoner sind Einlagen, die man zwischen Matratze und Lattenrost gibt. Sie sind nützlich

- bei einem scharfkantigen, schlecht verarbeiteten Rost zum Schutz der Matratze,
- bei einem Lattenrost mit großen Zwischenräumen, um den Druck gleichmäßiger zu verteilen,
- um eventuell das Rutschen der Matratze zu vermeiden,
- um zu verhindern, dass an den Kontaktstellen von Unterfederung und Auflage durch Zugluft von unten Kältebrücken entstehen. Dort kann nämlich die durch die Matratze abgeleitete Körperfeuchtigkeit leicht auskondensieren. Eine solche Kondenswasserbildung wird besonders bei Schaumstoff- und Latexmatratzen beobachtet.

Gute Schoner müssen unbedingt luftdurchlässig sowie rutschfest, hygienisch, mottensicher und staubfrei sein.

Unterbetten und Auflagen

Beide Begriffe bezeichnen Auflagen, die ihren Platz zwischen Matratze und Leintuch haben. Diese Auflagen schützen die

Matratze vor Schweiß und Flecken, sind waschbar und bewirken ein wärmeres Bettklima.

Unter Unterbetten versteht man gefüllte und versteppte Textilien. Die Bezüge sind meist aus Baumwolle, oft mit einem Kunststoffanteil. Als Füllung kommen in der Hauptsache Vliese aus Baumwolle, Synthetik oder Schurwolle zum Einsatz. Vor allem letztere wärmt besonders und kann auch viel Feuchtigkeit aufnehmen.

Die Unterbetten sind grundsätzlich waschbar. Wichtig ist, dass die Steppnähte nicht in zu großen Abständen verlaufen, da sonst die Gefahr besteht, dass die Füllung zusammenklumpt. Bei dicken Doppelbettauflagen kann die Haushaltswaschmaschine rasch zu klein werden.

Matratzenauflagen sind Textilien ohne Füllung. Am bekanntesten ist Molton, ein dickes Baumwollgewebe, das auch Kochwäsche verträgt.

Wasserdichte Auflagen aus Kautschuk oder kunststoffbeschichteten Geweben können im Krankheitsfall erforderlich sein. Nachteil ist, dass auch der Schweiß nicht abtransportiert werden kann und so ein überaus unangenehmes Schlafklima entsteht. Sie sollten daher nur im Notfall verwendet werden.

Matratzenauflagen aus Kautschuk oder beschichteten Geweben nur im Notfall einsetzen.

Überbrückungshilfe

TIPP

Im Doppelbett helfen Matratzenauflagen aus der sogenannten Besucherritze eine kuschelfreundliche Zone für Zweisamkeit zu machen. Zusätzlich hilfreich ist die Kombination mit einem Schaumstoffkeil, der zwischen die zwei Matratzen geschoben wird.

Schaumstoffmatratzen

Die Entwicklung der letzten 30 Jahre brachte zahlreiche technische Entwicklungen und damit auch deutliche Qualitätsverbesserungen am Sektor Schaumstoff. Bereits nach kurzer Nutzung ihre Elastizität verlierende und sich auflösende Schaumstoffmatratzen sind glücklicherweise nicht mehr Stand der

Technik. Solche Produkte verschwinden selbst im Billigsortiment zunehmend vom Markt.

Ausgangsmaterial einer Schaumstoffmatratze ist Polyurethan, das aus den zwei Erdölderivaten Polyol und Isocyanat besteht. Treffen die beiden Stoffe aufeinander entsteht eine chemische Reaktion, die den Schäumungsprozess auslöst. Mit verschiedenen Hilfs- und Zusatzstoffen wird dieses Geschehen zusätzlich gesteuert.

Einige Produzenten ersetzen Polyol mittlerweile durch Pflanzenöle. Je nach Hersteller kommen Rizinus-, Sonnenblumen- oder Rapsöl zum Einsatz. Der Anteil dieser nachwachsenden Rohstoffe schwankt jedoch je nach Schaumstoffhersteller beträchtlich und liegt zwischen 5 und 40 Prozent. Wenn Sie der Umwelt mit dem Kauf einer solchen Matratze Gutes tun wollen, erkundigen Sie sich also unbedingt nach dem genauen Pflanzenölanteil.

Qualitätskriterien für den Schaumstoff sind

- Raumgewicht,
- Dauerelastizität und
- Punktelastizität.

Je geringer das Raumgewicht einer Schaumstoffmatratze, desto rascher bilden sich Mulden.

Das Raumgewicht gibt an, wie viel Kilogramm ein Kubikmeter Schaum wiegt. Je geringer das Raumgewicht, desto größer der Anteil von Luft und Volumen, desto geringer aber auch die Formbeständigkeit. Nur ein hohes Raumgewicht garantiert Dauerelastizität. Mindeststandard ist ein Raumgewicht von 35 kg/m^3, ideal sind 45 bis 55 kg/m^3. Bei geringeren Raumgewichten bilden sich rasch Mulden, das Material bricht ein. Mit der Härte einer Matratze hat das Raumgewicht jedoch nichts zu tun. Eine harte Matratze kann ein niedriges Raumgewicht haben und umgekehrt.

Unter Dauerelastizität versteht man, dass eine Matratze über eine möglichst lange Dauer elastisch bleibt, sprich nach Belastung möglichst schnell wieder in ihre ursprüngliche Form zurückkehrt.

Die Punktelastizität ist dagegen ein wichtiges Kriterium für die Liegeeigenschaften einer Matratze. Gute Punktelastizität bedeutet, dass die Matratze möglichst nur an genau jenen Stellen nachgibt, wo es zu direktem Kontakt mit dem Körper kommt, ohne dass das umliegende Areal auch zur „Grube“ wird. Besonders wichtig ist diese Eigenschaft im Bereich von Becken und Lendenwirbelsäule, denn gibt die Matratze aufgrund des Gewichts des Beckens zu großflächig nach, werden die Lendenwirbel nicht mehr abgestützt und hängen durch. Im Gegensatz zum Raumgewicht sind Dauer- und Punktelastizität übrigens keine genormten Begriffe.

Für die Dauer- und Punktelastizität einer Matratze gibt es keine verbindlichen Begriffe.

Je nach Rezeptur entstehen im Matratzenbereich aus den Bausteinen Polyol und Isocyanat drei große Gruppen von Schaumstoffen mit unterschiedlichen Liegeeigenschaften:

- Standard-PU-Weichschaumstoff, auch Standardschaumstoff genannt
- Kalt- oder HR-Schaumstoff (HR steht für high resilient, also hochelastisch), auch Kaltschaum genannt und
- viscoelastischer Schaumstoff.

Unbedingt Probe liegen

TIPP

Gute Matratzenqualität allein ist keine Garantie für eine sanfte Nachtruhe. Matratze und Schläfer müssen zueinander passen. Wie hart oder weich die Matratze sein soll, hängt in erster Linie von den Schlafgewohnheiten, dem Gewicht und den persönlichen Vorlieben des Einzelnen ab. Welches Modell für Sie geeignet ist, stellen Sie am besten durch Probeliegen fest. Nehmen Sie sich dafür Zeit, strecken und räkeln Sie sich, drehen Sie sich um, schließen Sie die Augen. Probieren Sie unbedingt verschiedene Matratzentypen aus.

Standardschaumstoff

Matratzen aus Standardschaumstoff werden in unterschiedlichsten Qualitäten und Preisklassen angeboten. Entsprechend groß ist die Bandbreite seiner Liegeeigenschaften. Es gibt ihn in allen Härtegraden, seine Porenstruktur ermöglicht einen vernünftigen Luftaustausch. Im Vergleich zu Federkernmatratzen verfügen Matratzen aus Schaumstoff über ein höheres Wärmerückhaltevermögen. Beim Standardschaumstoff ist technisch gesehen der höchste Anteil an Pflanzenölen möglich.

Kaltschaum

Matratzen aus Kaltschaum bleiben lange in Form und stützen den Körper punktelastisch.

Dieses Material ähnelt Latex, ist aber nicht so schwer. Kaltschaum bleibt länger elastisch als Standardschaumstoff, ohne dass es zu Materialermüdungen kommt, außerdem verfügt er über eine höhere Punktelastizität. Die Struktur des Kaltschaums ist offenporig, was sich auf den Luft- und Feuchtigkeitsaustausch günstig auswirkt.

Technisch wird Kaltschaum auch als HR-Schaumstoff bezeichnet, was sich von high resilient (hochelastisch) ableitet. Zusätzlich kommt Kaltschaumstoff noch unter verschiedenen Handelsnamen auf den Markt, die man meist an einem Zeichen wie ® oder ™ in Verbindung mit dem jeweiligen Namen erkennen kann.

Viscoelastischer Schaumstoff

Manche hassen sie, manche fühlen sich auf Matratzen aus viscoelastischem Schaumstoff wie auf Wolken gebettet. Tatsache ist, dass das Material über eine ausgezeichnete Punktelastizität verfügt, da es sich bei Erwärmung besonders gut verformt. Legt man sich ins Bett, wird die Matratze durch die Körperwärme langsam weich, man sinkt gemächlich ein. Ein Prozess, der in kalten Räumen natürlich etwas länger dauert als in warmen. Als unangenehm empfinden manche jedoch, dass die Matratze bei Entlastung nur langsam wieder ihre ursprüngliche Form annimmt. In Verkaufsgesprächen wird dieser Umstand oft als Memory Effekt beschönigt. Bewegt man sich während des Schlafes, muss man sich erst einmal aus der selbstgeschaffenen Grube holen, bevor man in neuer Position wieder sachte einsinken kann.

Ideal sind viscoelastische Matratzen bei langer Bettlägrigkeit, da sie das Wundliegen hintanhalten. Auch Menschen, die bei Druck auf den Körper leicht zu Durchblutungsstörungen neigen, können von diesen Matratzen profitieren. Wer viel schwitzt, verzichtet besser darauf, da die „anschmiegsame" Oberfläche besonders gut wärmt.

Matratzenaufbau

Ein rechteckiger Schaumstoffblock mit einem einfachen Überzug aus Stoff - das war einmal. Heute warten diese Produkte mit einer Vielzahl technischer Feinheiten auf. Kunstvoll verflochtene Schaumstoffstränge oder ins Material geschnittene Schlitze, Keile und Kavernen verbessern die Luftzirkulation und wirken sich auch auf die Liegeeigenschaften aus.

Bei manchen Modellen werden drei, fünf oder sieben Zonen von Schaumstoff unterschiedlicher Härte nebeneinander angeordnet, um eine bessere Unterstützung der Wirbelsäule zu gewährleisten. Doch je mehr Zonen es gibt, desto wichtiger wird das Probeliegen bei diesen Matratzen. Menschen sind nun einmal unterschiedlich groß, daher passen die Zonen nicht jedermann und -frau gleich.

Andere Modelle wiederum haben einen Aufbau wie ein Sandwich. In der Mitte ist ein meist härterer Kern. Nach außen hin werden die Schichten weicher, um die Punktelastizität zu verbessern. Ein Beispiel dafür sind jene Matratzen, bei denen

Nicht en bloc, sondern kunstvoll gestaltet: das Innenleben einer Schaumstoffmatratze.

Foto: Sembella

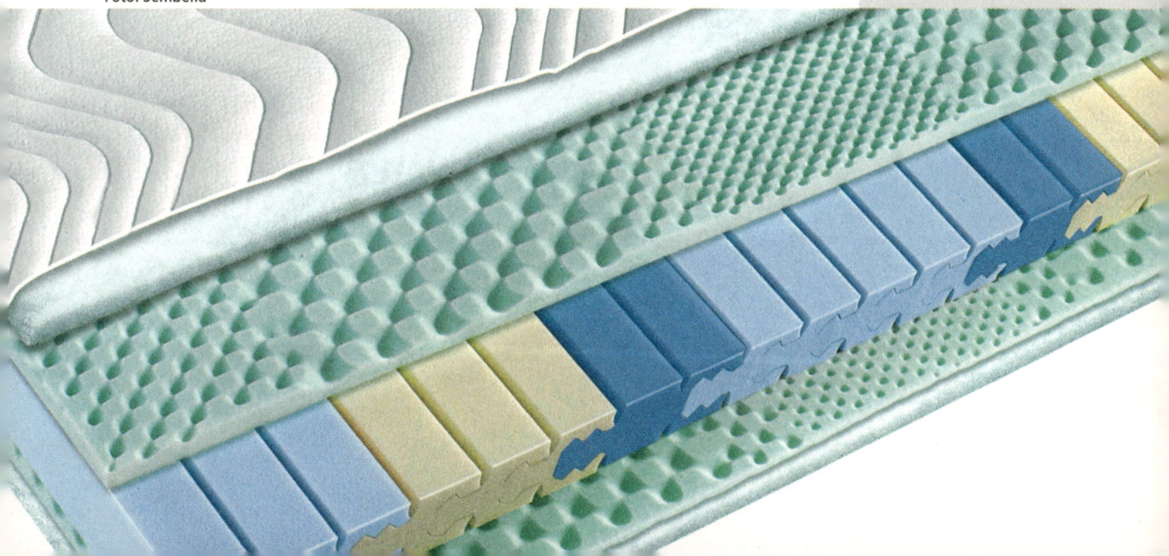

innen ein Mittelteil aus festem Standardschaumstoff und außen viscoelastischer Schaumstoff ist. So sollen die Vorteile beider Materialen verbunden werden: gute Unterstützung des Körpers über den Matratzenkern und druckfreies Liegen durch die äußere Schicht. Manche Modelle schließen als letzte Schicht vor dem Bezug auch noch mit einer Lage Baumwolle, Schafwolle, Kapok, einem Kunststoffvlies oder ähnlichem ab.

Klebrig

TIPP

Erkundigen Sie sich bei schichtverklebtem Schaumstoff, ob der Klebstoff flächig oder punktuell aufgebracht ist. Sind die einzelnen Schaumstoffschichten flächig verklebt, bildet der Klebstoff eine eigene Schicht, die den Luftaustausch, vor allem aber die Feuchtigkeitsabgabe beeinträchtigt.

Schaumstoff kann auch als Matratzenauflage eingesetzt werden.

Etwas anders sind jene Matratzen aufgebaut, bei denen der Schaumstoff nur die äußere Hülle um einen Kern aus Metallfedern, Rosshaar, gepresstem Stroh oder anderen Materialien bildet. Das Prinzip ist aber das gleiche: Maßgeblich für die Festigkeit ist auch hier der Kern, die Außenhülle sorgt für weiches Liegen. Da solche Kerne bei der Atmungsaktivität wesentlich besser abschneiden, wird bei der Schaumstoffumhüllung meist auf Belüftungsschlitze verzichtet.

Latexmatratzen

Latex kann sowohl aus Erdöl als auch aus Kautschuk, dem Saft des Gummibaumes, hergestellt werden. Bis vor rund 20 Jahren war es technisch nicht möglich, Matratzen aus reinem Naturkautschuk zu erzeugen. Die Bezeichnung „Naturlatex" bezog sich daher nur auf einen Anteil von rund 10 bis 30 Prozent Naturkautschuk gemessen am Gesamtprodukt. Inzwischen wurden Verfahren entwickelt, die es ermöglichen, mit bis zu 100 Prozent Naturkautschuk zu arbeiten. Solche Matratzen sind am Markt noch immer in der Minderheit. Inzwischen werben aber auch konventionelle Großanbieter mit reinem Naturkautschuk.

Sieben Jahre darf ein Kautschukbaum in Malaysia, Thailand oder Sri Lanka friedlich heranwachsen, dann wird er zum ersten Mal gemolken. Durch Einritzen der Rinde beginnt die Latexmilch zu fließen, die in kleinen Bechern aufgefangen wird. Nach etwa einer Stunde versiegt der Strom, der Baum hat eine Woche Ruhe.

Latex heißt nicht automatisch Kautschuk.

Für die Herstellung einer Latexmatratze spielt es keine Rolle, ob die Latexmilch industriell aus Erdöl gewonnen oder von Bäumen gezapft wird. Beide Rohstoffe werden nämlich nach dem gleichen Verfahren verarbeitet. Für den größten Teil der Produktion ist dies das Dunlop Verfahren. Bei diesem wird flüssiger Latex wie Schlagobers mit einem Mixer schaumig geschlagen und anschließend in eine Aluform gefüllt. Diese Form schiebt man in einen Ofen und erhitzt das Ganze mit Wasserdampf auf etwa 105 Grad C (im Fachjargon Vulkanisieren). Nach etwa einer halben Stunde wird der Latexrohling vorsichtig aus der Form gelöst, gewaschen, getrocknet - und fertig ist die Matratze.

Leider ist das aber nicht die ganze Wahrheit, sondern man braucht in der Regel einige Chemikalien, um aus flüssigem Latex eine Matratze zu zaubern. Die meisten Hersteller verwenden dafür Zinkdiethyldithiocarbamat (ZDEC), weil dieser Stoff sehr schnell wirkt. Doch ZDEC kann krebserregende Nitrosamine bilden.

Wenig Natur pur, noch weniger bio

Das Wort „bio" kommt aus dem Griechischen und bedeutet „lebend", in unserer Zeit verbinden wir damit vor allem eine gesunde und natürliche Lebensweise. Doch im 21. Jahrhundert ist nichts mehr natürlich. Kunstdünger und Insektizide werden eingesetzt, Baumwollplantagen wegen der maschinellen Ernte mit Entlaubungsmitteln besprüht. Bakterizide, Fungizide und Mottengift machen die pflanzlichen Fasern länger haltbar. Matratzen werden mit synthetischem Kleber hergestellt, natürliche Rohstoffe müssen wegen ihrer begrenzten Haltbarkeit konserviert werden. So wird dem eiweißhaltigen Latexsaft bereits im Ursprungsland ein Konservierungsmittel mit Ammoniak oder das – aus Holzschutzmitteln bekannte – krebserregende Pentachlorphenol (PCP) beigemischt.

Der Vorteil von Naturlatex liegt daher in der Gewinnung, nicht in der Verarbeitung. Naturkautschuk ist ein nachwachsender Rohstoff, während der Styrol-Butadien-Rubber (SBR) aus Erdöl gewonnen wird. Um eine Tonne SBR herzustellen, braucht man einen Energieaufwand von 130 Gigajoule, das sind umgerechnet gut 10.000 Liter Benzin. Naturkautschuk kommt dagegen mit 13 bis 16 Gigajoule aus: fünf für den Dünger der Bäume, drei für die Herstellung des Naturkautschuks und fünf bis acht für den Transport.

Stift- und Kavernenlatex

Wie bei den Schaumstoffmatratzen werden auch beim Latex Lüftungsschlitze eingearbeitet. Auf dem Markt werden vor allem zwei Formen angeboten: Stift- und Kavernenlatex.

Beim Stiftlatex weist der Schaumblock auf beiden Seiten kleine, im Durchmesser etwa sechs Millimeter große röhrenförmige, senkrechte Hohlräume auf. Beim Kavernenlatex sind die Hohlräume wesentlich größer. Durch unterschiedliche Anordnung und Höhe der Hohlräume wird der Matratzenkern in verschieden harte Zonen gegliedert. Die Hohlräume sorgen zudem für den Luft- und damit Feuchtigkeitstransport.

Latexmatratzen sind schwerer als solche aus Schaumstoff.

Diese Aussparungen sind aber auch noch aus einem anderen Grund äußerst wichtig: Da Latexmatratzen im Verhältnis zu Schaumstoffmatratzen ein deutlich höheres Gewicht haben, bedeutet jedes weniger an Material auch geringeres Gesamtgewicht und damit bessere Handhabbarkeit. Zum Vergleich: Eine Latexmatratze für eine Person wiegt zwischen 23 und 30 Kilogramm. Schaumstoffmatratzen kommen dagegen auf 12 bis 15 Kilogramm.

Zwischen Latexkern und Bezug kann es noch – je nach Modell – verschiedene Schichten aus Baumwolle, Schafwolle, Kapok, einem Kunststoffvlies oder ähnlichem geben. Diese Auflagen sollen die abgegebene Körperfeuchtigkeit regulieren helfen und ein angenehmeres Liegegefühl bewirken.

Teuer und allergieverdächtig

TIPP

Naturlatexmatratzen sind wesentlich teurer als solche aus synthetischem Latex. Diese Preisspanne hat mehrere Gründe: Der von Bäumen gezapfte Latex ist in den vergangenen Jahren teurer geworden, die Verarbeitung des natürlichen Rohstoffs ist komplizierter und der Materialaufwand höher. Achtung: Abriebe und Stäube von Naturlatex stehen im Verdacht, Allergien auszulösen. Zwar befindet sich der Latexkern unter einer Schicht von Auflagen, aber Staubpartikel könnten sich hocharbeiten.

Matratzenaufbau

Latexmatratzen erfreuen ihre Benutzer durch ausgezeichnete Dauerelastizität und sehr gute Punktelastizität. Sie besitzen eine hohe Wärmeisolierung und sind aufgrund ihrer Flexibilität sehr geeignet für federnde und verstellbare Lattenroste. Gute Belüftung ist bei ihnen besonders wichtig. Liegt die Matratze auf dem Fußboden, so muss sie zum Lüften unbedingt hochkant gestellt werden. Sonst bildet sich darunter Kondenswasser, das zur Schimmelbildung führt. Auch in einem nie geheizten, allzu kalten Schlafzimmer kann die Feuchtigkeit nicht ausreichend verdunsten.

Latexmatratzen gibt es, genauso wie Schaumstoffmatratzen, in unterschiedlichen Härten und Kombinationen: als reinen Latexblock oder zusammen mit verschiedenen Materialien wie Roggenstroh, Kokos, Rosshaar, Baumwolle und Wolle.

Foto: Sembella

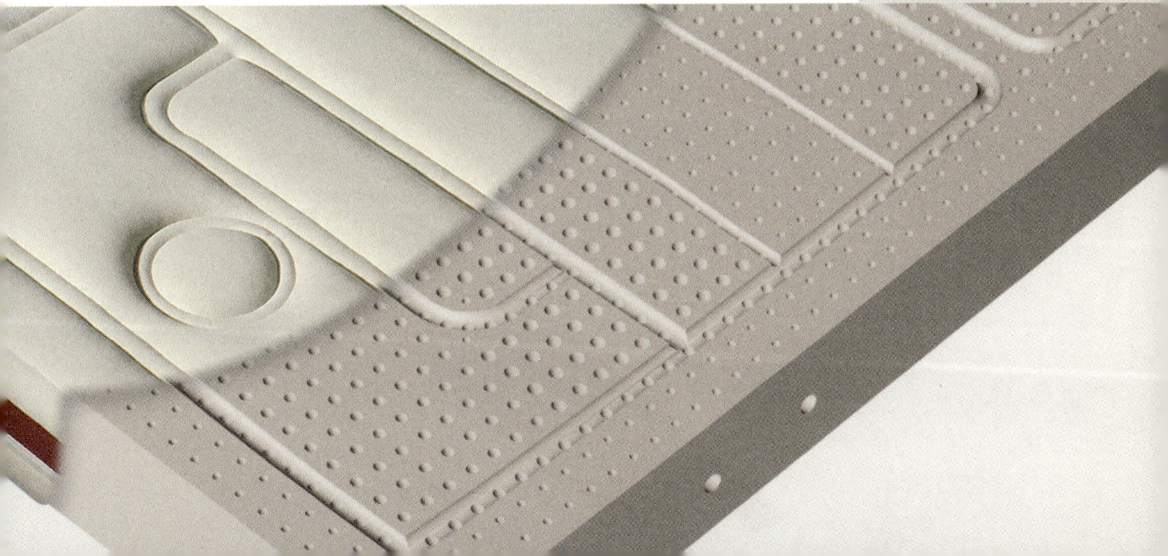

Latexmatratze: Ein Modell mit senkrechten Hohlräumen, auch Stiftlatex genannt.

Federkernmatratzen

Nach den Schaumstoffmatratzen rangieren die Matratzen mit Federkern in der Beliebtheitsskala von Herrn und Frau Österreicher auf Platz zwei. Ihre Vorteile: Es gibt sie auch als sehr billige Modelle und aufgrund ihrer exzellenten Belüftung kommen auch „hitzige" Typen auf ihnen weniger ins Schwitzen.
Unterschieden werden drei Arten von Federkernmatratzen:

- Federkern- und Bonellfederkernmatratzen,
- Taschenfederkernmatratzen,
- Matratzen aus Kunststofffedern.

Federkern- und Bonellfederkernmatratzen

Dieser Typ ist der Klassiker unter den Federkernmatratzen. Sein Innenleben besteht aus metallischen Spiralfedern von etwa fünf Zentimetern Durchmesser, die ihrerseits mittels einer langen dünnen Spiralfeder untereinander verbunden sind. Rund um den Federkern gibt es zur Stabilisierung ein Stahlband. Über und unter den Federn sorgen verschiedenste Auflagen, die im wesentlichen jenen der Schaumstoff- und Latexmatratzen entsprechen, für Liegekomfort.

Federkern- und Bonellfederkernmatratzen sind gleich aufgebaut. Der Unterschied liegt in der Form der Federn.

Federkernmatratze: Der Klassiker, hier mit aufwendiger Polsterung.

Foto: Sembella

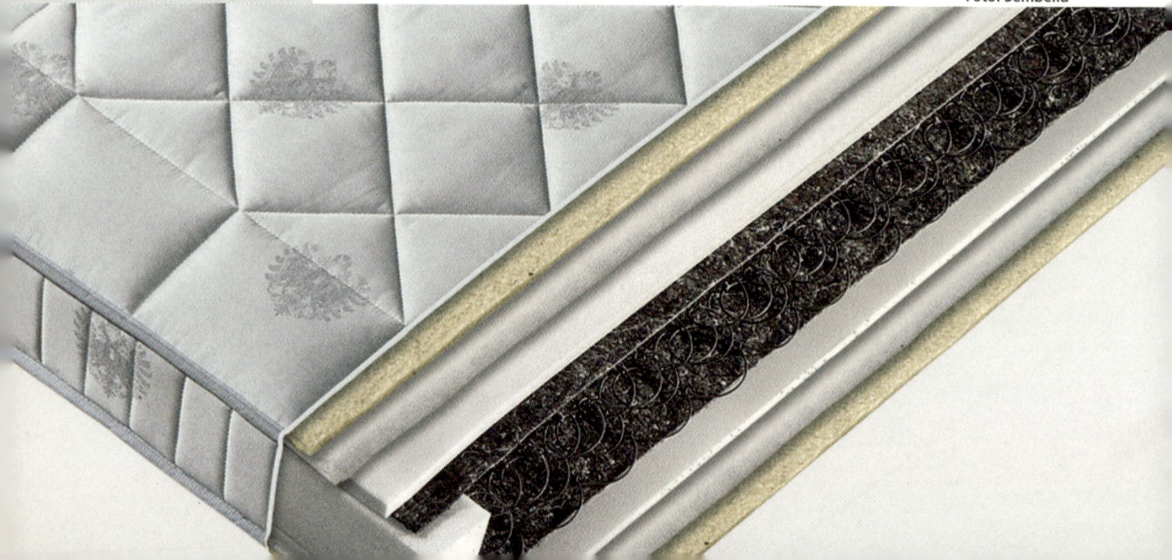

Die Standardfeder ist zylindrisch, während die Bonellfeder tailliert ist.

Federkernmatratzen sind flächenelastisch. Das bedeutet nicht nur, dass sie sich dem Körper weniger gut anpassen als Modelle aus Schaumstoff, sondern auch, dass sich jede Bewegung auf einer größeren Fläche verteilt. Die Folge ist das typische Schwanken auf diesen Matratzen. Bessere Modelle haben mehr Federn als billige, dadurch wird der Druck gleichmäßiger verteilt und die Matratze federt weniger nach. Eine gute Matratze für eine Person sollte zumindest um die 200 Federn haben. Um im Doppelbett beiden Schläfern eine ungestörte Nachtruhe zu ermöglichen, ist es bei Federkernmatratzen noch wichtiger als bei allen anderen Matratzen, dass jeder Schläfer seine eigene Unterlage hat.

Problem flexible Lattenroste

TIPP

Sie brauchen eine neue Matratze für einen verstellbaren Lattenrost? Dafür eignen sich Federkernmatratzen in der Regel nur eingeschränkt. Ein leicht erhöhtes Kopf- oder Fußende macht zwar keine Probleme, aber mit einem schräg zur Sitzposition aufgestellten Kopfteil kommen nur wenige Modelle zurecht. Die meisten haben Schwierigkeiten, sich dem Knick anzupassen.

Taschenfederkern: 350 bis 500 einzeln eingenähte Metallfedern pro Matratze.

Fotos: Sembella

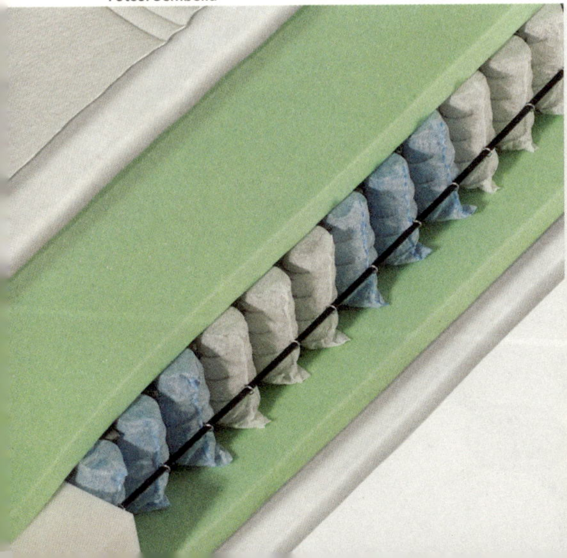

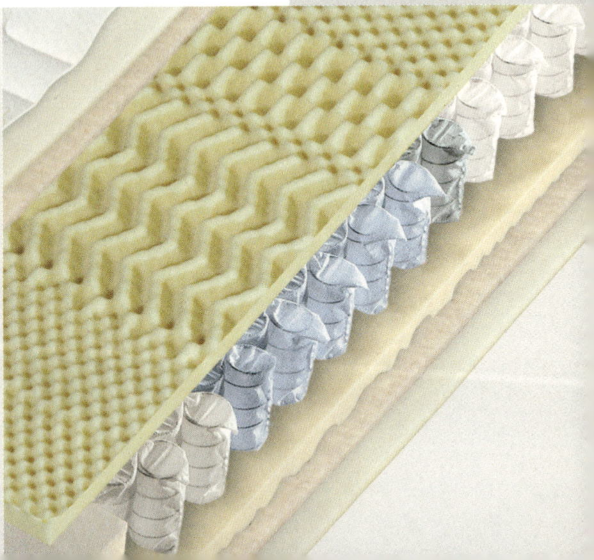

Taschenfederkernmatratzen

Die Federn der Taschenfederkernmatratze sind wesentlich kleiner als jene des klassischen Federkerns. Daher stecken auch wesentlich mehr davon in einer Matratze. Je nach Qualität enthält eine Matratze für eine Person 350 bis 500 Federn. Wie schon der Name sagt, steckt jede dieser Federn in einer Tasche in Form eines kleinen Leinensäckchens. Die Taschen sind ihrerseits wieder miteinander vernäht oder an der Außenseite verklebt – so wird das typische Federkernschwanken deutlich gemildert. Weiterentwicklungen ordnen die Federn in verschiedenen Höhen an oder kombinieren weichere mit festeren Federn. Ein Test der deutschen Stiftung Warentest (Zeitschrift „test", Ausgabe Oktober 2006) kam jedoch zum Schluss, dass Anzahl und Form der Federn wenig Einfluss auf die Liegeeigenschaften haben.

Bei Außenhülle und Schlafklima unterscheiden sich Taschenfederkernmatratzen nicht von konventionellen Federkernen.

Matratzen mit Kunststofffedern

Die gute Durchlüftung einer Federkernmatratze ist ihr großes Plus. Andererseits fühlen sich manche Menschen mit Metall im Bett nicht wohl. Die Industrie entwickelte daher Matrat-

Kunststofffedern: Eingebettet in Schaumstoff sorgen sie für bessere Durchlüftung.

Foto: Sembella

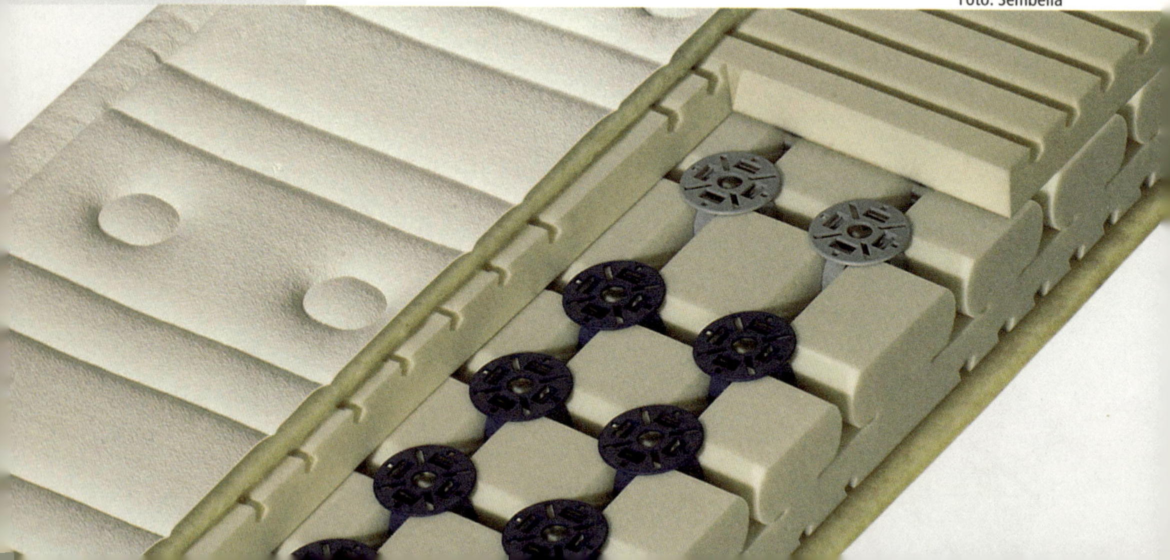

zenfedern aus Kunststoff. Mit den klassischen Spiralfedern haben diese Konstrukte jedoch keine Ähnlichkeit mehr. Sie sehen vielmehr fast wie Blumen aus: Auf einem halbmondförmigen Stengel liegt waagrecht eine kreisrunde, durchbrochene Scheibe von drei bis fünf Zentimetern Durchmesser. Auch hier wird die gesamte Konstruktion mit Schaumstoff umhüllt.

Matratzentyp	Punktelastizität	Wärmerückhalte-Vermögen*	Für verstellbare Lattenroste geeignet	Gewicht	Preisband in Euro
Standard-schaumstoff	gut	hoch	ja	eher leicht	bis 300
Kalt-schaumstoff	gut	hoch	ja	leicht	300 bis 700
Latex	gut	hoch	ja	schwer	300 bis 1500
visco-elastischer Schaumstoff	sehr gut	sehr hoch	ja	eher schwer	600 bis 1200
Federkern	mittel	gering	nein	mittel bis schwer**	99 bis 600
Taschen-federkern	gut	gering	bedingt	mittel	300 bis 1600
Kunststoff-federkern	gut	gering	ja	mittel bis leicht	600 bis 800

** variiert jedoch bei Schaumstoffmatratzen je nach Menge und Anordnung der Lüftungsschlitze, bei Federkernmatratzen je nach Dicke und Material der Schaumstoffabdeckung*
*** Federkernmatratzen mit Stahlbandummantelung sind schwerer als solche ohne*

Rosshaarmatratzen

Pferdehaar ist als Auflage sehr gut geeignet, als volle Matratze zeigt Rosshaar aber besonders beim Liegekomfort gegenüber anderen Materialien Nachteile. Es ist nur begrenzt elastisch, und bei mangelnder Pflege können sich rasch Mulden bilden.

Je nach Verarbeitung, Art und Menge der Haare variiert die Härte. Haare vom Pferdeschweif ergeben eine härtere, solche vom Ochsenschweif eine weichere Matratze. Bei der Angabe „Schweifhaar“ dürfen Rinderhaare enthalten sein, im Gegensatz zum „Rossschweifhaar“, das zusätzlich eine Mindestlänge von 15 Zentimetern aufweisen muss. Rossschweifhaar stellt die beste Qualität dar. „Rosshaar“ ist überwiegend Pferdemähnenhaar mit einem Masseanteil von mindestens 20 Prozent Schweifhaaren.

Damit Sie auf einer Rosshaarmatratze nicht wie auf einem Brett liegen, werden die Haare für hochwertige Matratzen sorgfältig aufbereitet. Im ersten Schritt werden sie zu Zöpfen gedreht, gedämpft, getrocknet und anschließend ausgekämmt. So erhält man eine elastische Füllung, die nicht sofort klumpt.

Für Menschen mit Rückenproblemen sind diese hochwertigen, elastischen Rosshaarmatratzen aufgrund ihrer Körperanpassung gut geeignet. Aber Achtung, das gilt nicht für das dreiteilige, bretthartе Modell „Großeltern“. Ist Ihnen oft kalt, sind Sie mit dieser Matratze ebenfalls sehr gut beraten, da sie die Wärme hervorragend isoliert.

Ihr Nachteil: Rosshaarmatratzen sind eher mühsam in der Handhabung und Pflege. Sie gehören mindestens einmal im Monat gewendet und ordentlich gelüftet. Nicht gerade ein Honigschlecken, da solche Schlafunterlagen sehr schwer sind. Manche Modelle arbeiten daher mit einer Art Baukastensystem.

Gute Rosshaarmatratzen sind teuer, weil in ihnen viel Handarbeit steckt.

Fotos: Peter Kopp

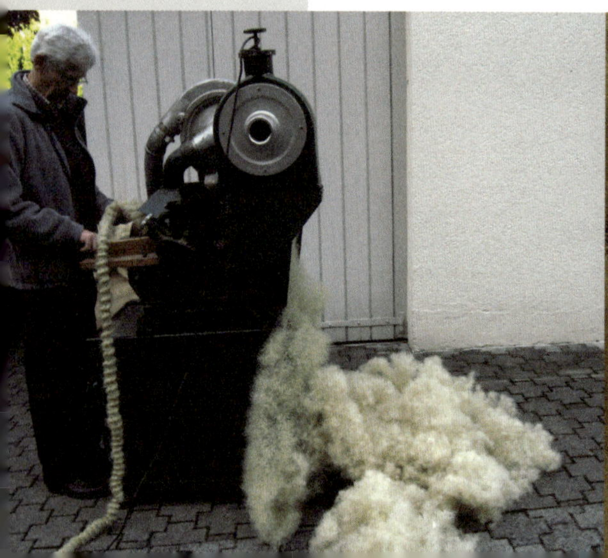

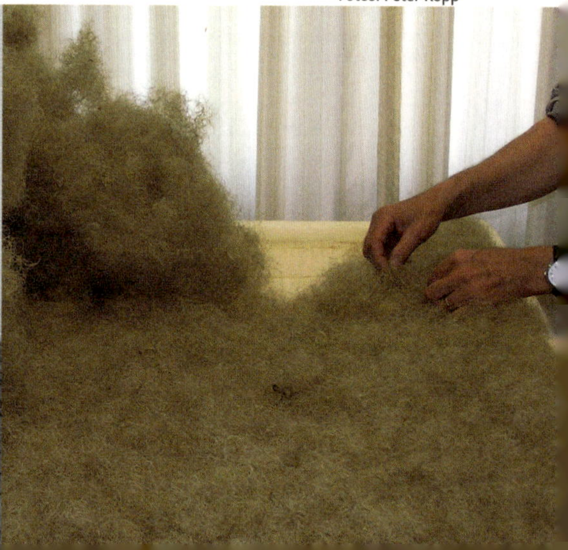

Das Rosshaar wird in handliche Stoffwürfel gefüllt, die man anstelle des Wendens innerhalb der Matratze leicht verschieben kann.

Reine Rosshaarmatratzen sind mittlerweile selten. Auch aufgrund des Preises, der bei guten Qualitäten die 1500 Euro Grenze leicht überschreitet. Da viele die Eigenschaften des Materials aber nicht missen möchten, wird es häufig als Matratzenkern, bei Auflagen oder Matratzenpolsterungen eingesetzt. Hier gibt es allerdings auch erhebliche Qualitätsunterschiede: Bei konventionellen Matratzen ist die Rosshaarauflage oft so dünn, dass eine Wirkung kaum erwartet werden kann. Bei den Produkten alternativer Hersteller werden etwa 800 Gramm Rosshaar auf zwei Quadratmeter Liegefläche verteilt, wodurch die angenehmen Eigenschaften von Pferdehaar wesentlich spürbarer werden.

Bei Matratzen mit Rosshaarauflage darauf achten, wie viel Pferdehaar tatsächlich verarbeitet wurde.

Matratzen aus Kokos, Roggen und Co.

Ähnlich wie beim Rosshaar gibt es noch eine Reihe weiterer Materialien, deren Eigenschaften im Bett bewährt sind, die allerdings nur mehr in Teilen der Matratze oder in Auflagen verwendet werden.

Kokosfasern

Die Hartfasern der Kokospalme werden zu festen, formbeständigen Matten verarbeitet. Kokosfasern sind unempfindlich gegen Feuchtigkeit und besonders Menschen mit Allergie gegen Tierhaare zu empfehlen. Die Faser nimmt Wasser sehr gut auf, und wegen seiner zahlreichen Hohlräume kommt es zu einem schnellen Transport von Wasserdampf und Wärme. Es fehlt der Matratze jedoch an Elastizität; Kokosfasern eignen sich daher nicht für dicke Füllungen. Deshalb werden sie vorwiegend zu flachen Matten versponnen oder mit Latex vulkanisiert.

Kokoskerne können mit PCP (➜ Seite 45) belastet sein – bis zu 0,6 Milligramm, wie Untersuchungen gezeigt haben. Laut Öko-Tex Standard 100 sind 0,5 PCP und insgesamt 1,0 Milligramm Pestizide wie Lindan erlaubt.

Roggenstroh

Matratzen mit einem vollen Roggenstrohkern sind nur etwas für ausgesprochene „Hartschläfer". Mehr Schlafkomfort bieten Latex- oder Schaumstoffumhüllungen und/oder Schafwollauflagen. Das gereinigte Roggenstroh wird mit einem Jutegewebe versteppt. Festigkeit erhält der Kern, indem das Stroh auf etwa ein Viertel seines ursprünglichen Volumens zusammengepresst wird. Roggenstroh wärmt sehr gut, besitzt eine ausgezeichnete Luftdurchlässigkeit und ist ein guter Feuchtigkeitsspeicher.

Kapok

Kapok ist die luftgefüllte Fruchtfaser einer tropischen Pflanze. Sie wird auch Pflanzendaune genannt, ist sehr leicht, fein und wärmeisolierend. Außerdem gelten die Fasern als antibakte-

Links Kapok, auch Pflanzendaune genannt, rechts das Innenleben einer Matratze mit einem Kern aus gepresstem Roggenstroh.

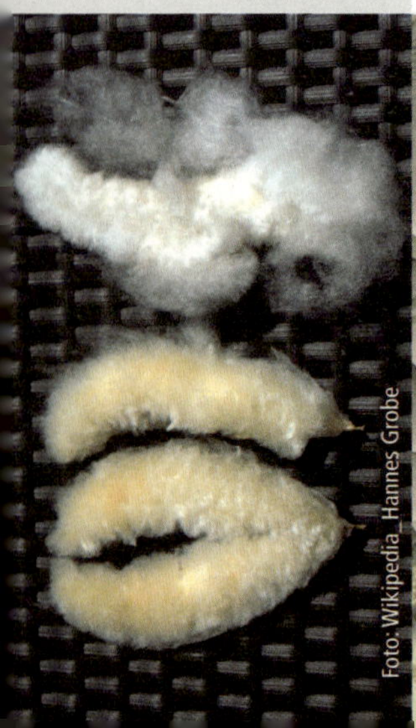
Foto: Wikipedia_Hannes Grobe

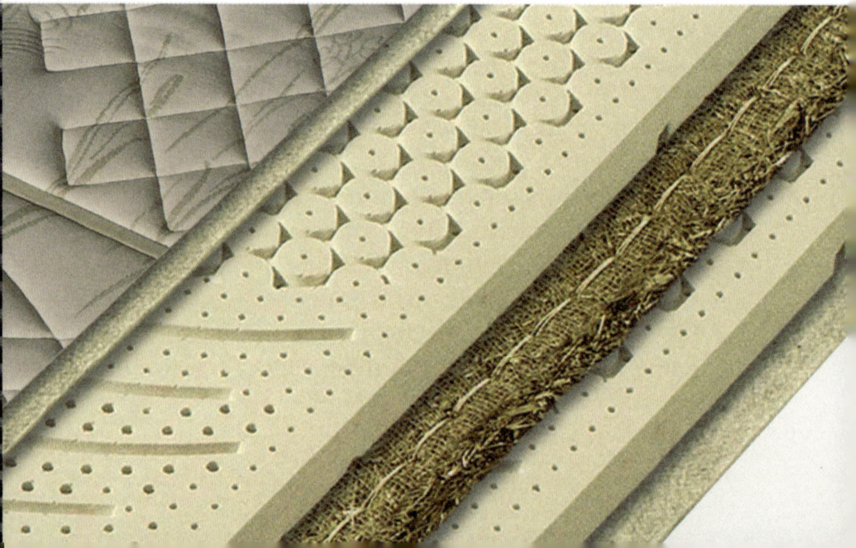
Foto: Sembella

riell und keimfrei. Sie produzieren einen Bitterstoff, der Bakterien, Milben und Motten abschreckt. Kapok bildet eine feste, aber elastische Matte, die eine gute Punktelastizität aufweist. Durch einen Luftanteil von 80 Prozent können Kapokkerne optimal Feuchtigkeit und Wärme transportieren. Sie sind daher gut geeignet für Hausstaub- oder Tierhaarallergiker sowie für Menschen mit einem sehr hohen Wärmebedürfnis. Kapok wird weniger als Matratzenkern verwendet sondern überwiegend als weiche, wärmende Polsterung oder Auflage.

Bevor Sie sich entscheiden

Kapok ist für Allergiker gut geeignet.

Gesundheitsbewusste Käufer legen bei Naturmatratzen besonderen Wert darauf, dass die Produkte keine Schadstoffe enthalten. Doch die Grenze zu herkömmlichen Produkten ist fließend geworden. Gesundheitsschädliche Stoffe wie Formaldehyd und PCP wurden bei den Naturmatratzen im Test überhaupt nicht festgestellt. Aber auch bei konventionellen Schlafunterlagen waren die Formaldehydwerte sehr gering. Allerdings müssen die Naturmaterialien für den Transport von Übersee – um ihre Haltbarkeit nicht zu gefährden – konserviert werden. Deswegen sollten Sie beim Kauf diesen Punkt sehr kritisch hinterfragen.

Auf Klebestoffe wird bei vielen Naturmatratzen ganz, bei manchen jedoch nur teilweise verzichtet. Das erkennen Sie daran, ob die einzelnen Schichten mit durchgenähten Niederhaltern übereinander befestigt sind. Die Nahtpunkte sind deutlich zu sehen. Ist das nicht der Fall, könnten Klebestoffe verwendet worden sein.

Futons

Minimalistisches Styling im Wohnbereich ist schick und modern. Futons – oder besser gesagt das, was man in der westlichen Welt darunter versteht – fügen sich bestens in ein solches Ambiente ein. Überdies wird das Schlafen auf einem Futon als natürliche Schlaferfahrung gepriesen.

Futons sind eigentlich nichts weiter als mehrere aufeinandergelegte, acht bis zwölf Zentimeter dicke, mit unbehandelter Baumwolle gefüllte Matratzen. Sie werden auf speziell gefertigte Bettgestelle gelegt oder auf Tatamis - das sind ungefähr fünf Zentimeter dicke, feste Matratzen aus Reisstroh, abgedeckt mit feingewobenem Schilfgras.

Abwandlungen für Europäer

Das Schlafen auf einem japanischen Bett ist in erster Linie einmal sehr gewöhnungsbedürftig. Keine weiche und federnde Unterlage schmeichelt dem geschlauchten Körper. Nur die Tatami und die diversen Lagen Baumwolle dämpfen die Härte des Beinahe-auf-dem-Boden-Liegens. Da viele potentielle Kunden diese Tortur ihren müden Knochen dann doch nicht antun wollen, sind die Hersteller inzwischen Kompromisse eingegangen. So gibt es quasi verwestlichte Futonvarianten, die außer Baumwolle auch Rosshaar, Schurwolle oder Latex verarbeitet haben.

Aber damit sind der west - östlichen Symbiose noch keine Grenzen gesetzt: Wem die Tatami zu unflexibel, sprich zu unbequem ist, der kann sich mit einem speziell für den Futon gearbeiteten Lattenrost helfen. Dieser hat besonders eng gesetzte Latten, damit sich der Körper nicht durchdrückt.

Was sich wie ein Schreckensszenario anhört, kann nach kurzer Eingewöhnung schnell zu einem tiefen und guten Schlaf

Klassische japanische Futons: Für Europäer ziemlich ungemütlich.

Foto: Wikipedia_Micha L. Rieser

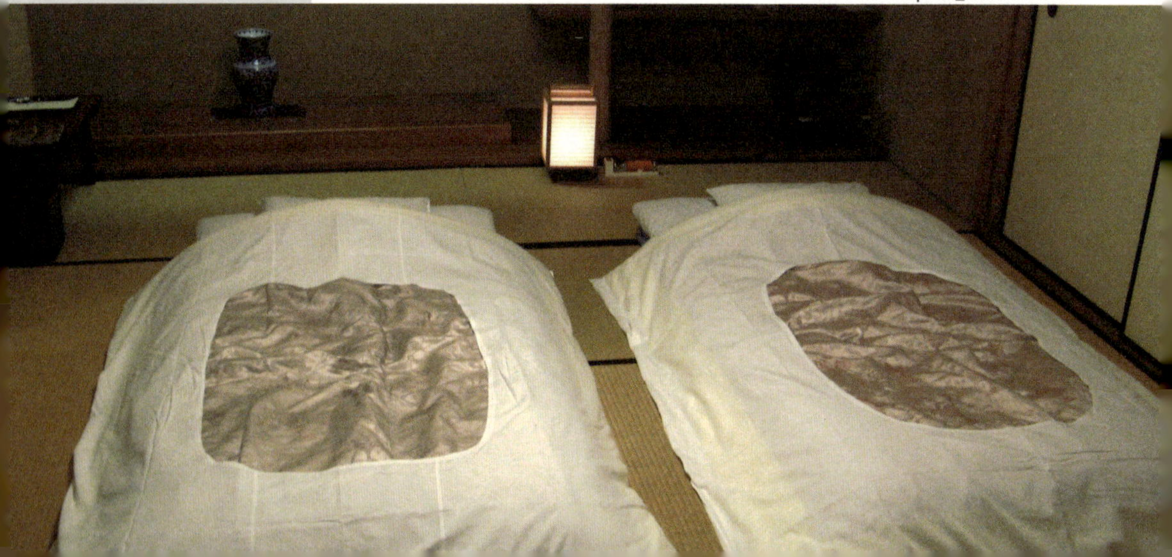

führen. Ungewiss ist allerdings, wie sich die begrenzte Anpassungsfähigkeit der mit der Zeit fester und härter werdenden Baumwollschichten auf die Wirbelsäule auswirkt. Im Land der Kirschblüte behelfen sich die Bewohner mit zunehmendem Alter, indem sie mehrere Futons aufeinanderschlichten, was nicht unbedingt ein Qualitätsbeweis wäre.

Selten im Original

Echte japanische Futons werden in Europa daher nur selten angeboten. Sie sind meistens für den europäischen Geschmack abgewandelt und mit einer Einlage aus Latex oder Schaumstoff versehen. Dadurch unterscheiden sie sich von herkömmlichen Matratzen nicht mehr wesentlich, und die aufwendige Pflege fällt weg. Außerdem sind sie dicker als japanische Vorbilder, aber trotzdem noch biegsam genug, sich einem zur Sitzbank geklappten Gestell anzupassen wie das Original. Allerdings würde es Japanern nie einfallen, Futons tagsüber zum Sitzen zu benutzen.

Im Gegensatz zu Europäern sind Japaner mehrheitlich klein und zierlich gebaut und haben, wie medizinisch bewiesen wurde, eine geradere Wirbelsäule. Die doppelte S-Krümmung ist bei ihnen weit weniger ausgeprägt als bei Europäern. Die niedere Höhe macht es vor allem für Bandscheibengeplagte und ältere Menschen schwierig, sich aufzurichten. Futons sind daher, zumindest in unseren Breiten, eher für jüngere Leute geeignet.

Komplizierte Handhabung

Der Futon darf wegen der Feuchtigkeitsverdunstung tagsüber nicht auf dem Boden liegen bleiben, vor allem dann, wenn er nicht auf einem Lattenrost liegt, der Luftzufuhr von unten ermöglicht. Im Land der Kirschblüte geht man mit diesen Schlafunterlagen sehr pfleglich um. Jeden Morgen werden sie geklopft, zusammengerollt und beiseitegeräumt, damit sie in den traditionell kleinen Wohnungen keinen unnötigen Platz wegnehmen. Trotzdem ist jedes halbe Jahr eine Aufarbeitung fällig, um die zusammengepresste Füllung etwas zu lockern und die Unterlage wieder weicher zu machen. Ob in unserer zeit- und leistungsorientierten Gesellschaft eine solch sorgfältige, zeitraubende Prozedur möglich ist, erscheint eher zweifelhaft.

Wasserbetten

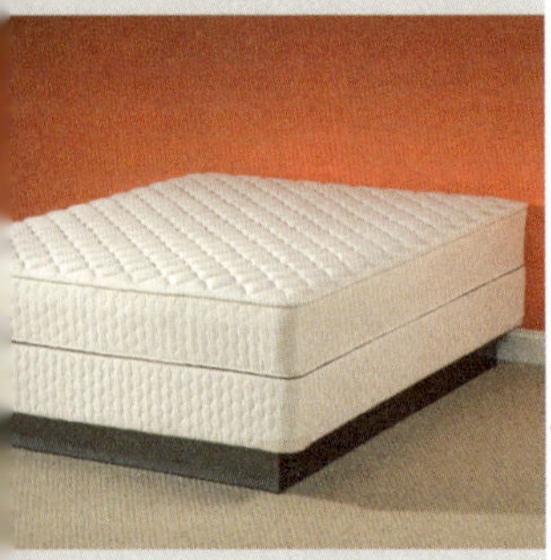

Foto: Sealy

Kaum ein Bettsystem ruft so kontroversielle Meinungen hervor wie das Wasserbett. Meinen die einen euphorisch, sie schliefen darin wie in Mutterns Schoß, so stellt sich bei anderen schon beim Gedanken an die mehr oder weniger sachte schaukelnden Matratzen leichte Seekrankheit ein.

Glaubt man dem Handel und den Herstellern, so ist das Schaukeln beruhigend, das tiefe Einsinken in die weiche Matratze entspannend und optimal für die Wirbelsäule. Interessant ist aber, dass fast alle Bettenfachhändler in dem Moment, in dem es um konventionelle Matratzen geht, eher festere Modelle empfehlen und von Federkernmatratzen unter anderem wegen des den Schlaf beeinträchtigenden Schaukelns abraten.

Erschwert wird ein eindeutiges Urteil über die Sinnhaftigkeit der zwischen etwa 1000 und 4000 Euro teuren Wasserbetten (200 x 180 Zentimeter) auch dadurch, dass Wasserbett nicht gleich Wasserbett ist.

Aufbau

Kern fast aller am Markt befindlichen Modelle ist ein mit Wasser gefüllter Vinylsack. Dann beginnen aber auch schon die Unter-

Das komplizierte Innenleben eines Wasserbettes.

Illustration: Franz Ruep

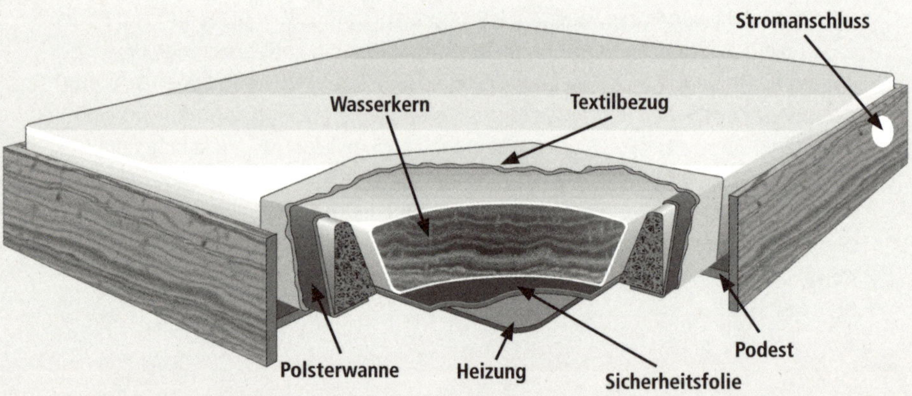

schiede. Das Liegegefühl wird vor allem vom Innenleben des Wassersackes beeinflusst.

Wer heftigeres Schaukeln schätzt, liegt auf den Free-flow-Matratzen richtig, die nichts als Wasser enthalten. In stabilisierten Modellen befinden sich zusätzlich Füllmaterialien, die den „Seegang" des Bettes eindämmen. Je nach gewünschtem Stabilisierungsgrad werden dabei mehr oder weniger Füllstoffe – zumeist Vliese – in den Sack eingebracht.

Wie viel Seegang ein Wasserbett haben soll, ist Geschmackssache.

Ein weiterer Unterschied liegt im Bettaufbau. Beim Hardside-Bett liegt der Wassersack in einem harten, wannenartigen Bettrahmen. Bei der Softside-Technik wird dagegen die Außenkante des Wassersackes von einer Schaumgummiumrandung eingefasst. Die Matratze muss also nicht mehr unbedingt in einem Bettgestell liegen, sondern kann auch darauf liegen. Dies gibt nicht nur ein anderes Erscheinungsbild, sondern erleichtert auch Matratzenpflege und Leintuchspannen erheblich. Für den Fall, dass der Sack einmal undicht werden sollte, ist zwischen Rahmen und Wassersack eine Folie gebreitet, die eventuell austretendes Wasser auffängt.

Alle Wasserbettmodelle ruhen auf einer Bodenplatte, die von Gewichtsverteilern unterstützt werden sollte. Immerhin kommt ein Doppelwasserbett je nach Matratzenstärke inklusive Schlafende auf ein Gewicht von etwa 600 bis 1000 Kilogramm. Zwischen Bodenplatte und Sicherheitsfolie, also auch bei Unfällen einigermaßen geschützt vor Wasserkontakt, be-

Wichtige Qualitätsmerkmale

Qualitätsunterschiede zwischen verschiedenen Wasserbetten sind mit freiem Auge nur teilweise zu erkennen. Ein Kriterium ist die Stärke des Vinyls, die zwischen 0,4 und 0,7 Millimeter liegen kann. Die Nähte sollten überlappend und doppelt verschweißt sein, die Ecken verstärkt. Bei qualitativ hochwertigen Betten ist das Stabilisierungsmaterial horizontal und vertikal armiert und an der Bodenplatte befestigt, um ein Verrutschen und Verklumpen zu verhindern. Die Sicherheitsfolie sollte aus elastischem Material sein, das nicht brüchig wird. Damit die während der Nacht abgegebene Körperfeuchtigkeit aufgenommen werden kann, sollte der Bezug ein Gewicht von zumindest 1000 Gramm je Quadratmeter haben.

findet sich jeweils eine sehr flache, in Kunststoff eingeschweißte Heizmatte, die das Wasser erwärmt. Der Temperaturregler befindet sich außerhalb des Bettes. Da die Matratzen während der Nacht nur zwischen 0,5 und ein 1 Grad C auskühlen, ist es möglich, die Stromzufuhr während des Schlafens auch gänzlich zu unterbrechen.

Umhüllt werden die Matratzen von Auflagen, die ähnlich wie Spannleintücher um den Sack gezogen werden. Sie bestehen zumeist aus einer ein bis drei Zentimeter starken Polsterschicht – üblicherweise aus in der Maschine waschbaren Kunststoffvliesen – und schließen nach außen hin mit Überzügen etwa aus Jersey oder Frotteestoff ab.

Sinnhaftigkeit nach wie vor umstritten

Wasserbett: sicher sinnvoll im Krankheitsfall.

Wenig Diskussion gibt es über den Einsatz von Wasserbetten im schweren Krankheitsfall, vor allem dann, wenn häufige Reinigung notwendig ist. Die Matratzen lassen sich leicht abwischen, die Bezüge sind mit wenigen Handgriffen abnehmbar und können in die Waschmaschine gesteckt werden. Bei anhaltender Bettlägrigkeit verhindert die gute Druckverteilung des Körpers auf der Matratze das Wundliegen.

Aus orthopädischer Sicht relativieren Kritiker dieses Argument der optimalen Lagerung jedoch damit, dass die Körpermitte bei allen Menschen besonders schwer ist und bei den Wassermatratzen, die von Natur aus eher weich sind, das

Luftbetten

Vom Liegegefühl her sind diese Betten ein Mittelding zwischen herkömmlicher Liegestatt und Wasserbett. Über einem individuell und automatisch regelbaren, etwa 10 bis 15 Zentimeter hohen Luftkern befindet sich eine ebenfalls 10 bis 15 Zentimeter hohe Schaumstoffauflage. Vorteil ist, dass diese Betten wesentlich leichter als Wasserbetten sind und nicht beheizt werden müssen.

Becken in diesem Fall besonders tief einsinkt. Dadurch kann es zu ungünstigen Winkelverhältnissen zwischen Becken und Hüfte kommen. Längerfristig sind so negative Auswirkungen auf die Lendenwirbelsäule möglich. Konkrete Untersuchungen dazu sind jedoch nicht bekannt.

Manche Matratzen bieten aus diesem Grund im Bereich der Körpermitte zusätzliche Einlagen zur Unterstützung des Beckenbereiches oder setzen nicht näher definierte Schwimmkörper ein, deren Auftrieb denselben Zweck erfüllen soll.

Das relativ tiefe Einsinken des Schlafenden in die Matratze sehen die Befürworter von Wasserbetten als ultimative Entspannung. Gegner hingegen argumentieren, dass durch die große Kontaktfläche mit der Matratze die natürlichen Schlafbewegungen erschwert und eingeschränkt werden.

Die Vorteile des tiefen Einsinkens bei Wasserbetten sind nach wie vor umstritten.

Diese Bewegungen gelten jedoch als wichtiger Bestandteil eines gesunden Schlafes und dienen unter anderem der Regeneration von Wirbelsäule und Bandscheiben.

Wassertemperatur

Besondere Sorgfalt ist bei der Auswahl der Wassertemperatur in der Matratze angebracht. Ist die Matratze zu kalt, besteht die Gefahr, sich den einen oder anderen Körperteil, insbesondere Nieren oder Blase, zu verkühlen. Wird sie zu stark erwärmt, kann sich dies auf die Qualität der männlichen Spermien ungünstig auswirken. Als angenehm wird zumeist eine Matratzentemperatur zwischen 27 und 30 Grad C empfunden.

Dadurch, dass man mit der vorgewärmten Matratze dem Körper die Arbeit des Bettaufwärmens abnimmt, nimmt man ihm aber auch die Möglichkeit, seine Temperaturregulierungsmechanismen zu trainieren. Auf entsprechenden Ausgleich, etwa durch milde Wechselduschen, sollte daher geachtet werden.

Wartung

Kein Wasserbett ohne elektrische Beheizung.

Da die Körperfeuchtigkeit am Vinyl nicht nach unten entweichen kann, ist die Beheizung des Bettes sowie sorgfältiges Lüften tagsüber unbedingt erforderlich. Bezüge von Doppelbetten sollten teilbar sein, damit sie auch in Haushaltswaschmaschinen Platz haben. Zweimal im Jahr müssen die Matratzen mit einem speziellen Pflegemittel eingelassen werden, damit das Vinyl nicht brüchig wird.

Der von manchen Herstellern alle sechs Monate empfohlene Wasserwechsel ist nicht notwendig. Während des Füllens und weiter alle sechs bis acht Monate wird ein spezieller Wasserkonditionierer zugegeben, um Algen zu vermeiden und das Wasser frisch zu halten. Gemeinsam mit dem Strom zur Erwärmung der Matratze ist so mit laufenden Kosten von etwa 80 bis 100 Euro pro Jahr zu rechnen, wobei der Stromverbrauch auch von der Raumtemperatur und einer allfälligen Isolierung der Matratze beeinflusst wird.

Bei guter Pflege beträgt die Gebrauchsdauer eines Wasserbettes 15 bis 20 Jahre.

Vor- und Nachteile von Wasserbetten

+ Einsatz im Pflegebereich sinnvoll
+ leicht zu reinigen
+ Auflage waschbar
- Matratze übersiedeln oder Bett umstellen sehr aufwendig
- Matratze und Wasser benötigen konsequente Pflege
- Heizung verursacht laufende Kosten
- Liegequalität und Langzeitwirkung aus orthopädischer Sicht zu wenig erforscht
- keine Verstellmöglichkeiten wie Kopflagerung, Sitzposition, Beinhochlagerung

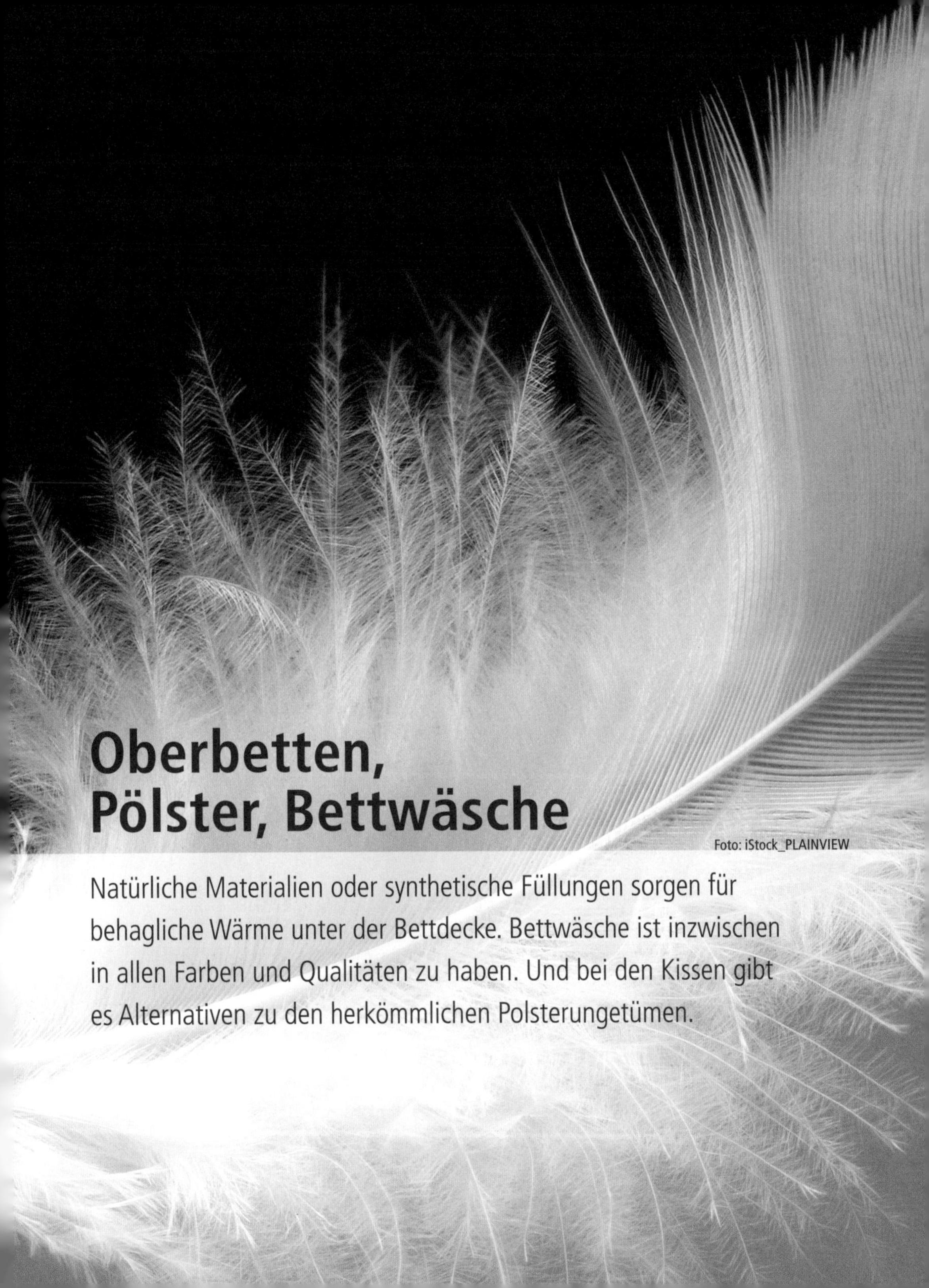

Foto: iStock_PLAINVIEW

Oberbetten, Pölster, Bettwäsche

Natürliche Materialien oder synthetische Füllungen sorgen für behagliche Wärme unter der Bettdecke. Bettwäsche ist inzwischen in allen Farben und Qualitäten zu haben. Und bei den Kissen gibt es Alternativen zu den herkömmlichen Polsterungetümen.

Richtig zugedeckt

Wohlig warm unter der Tuchent kuscheln und den Rest der Welt ganz weit weg sein lassen: das ist Genuss pur. Vorausgesetzt, das Oberbett passt zu den Bedürfnissen desjenigen, der sich mit ihm zudeckt. Die ideale Zudecke hält die Wärme drinnen und die Kälte draußen. Sie ist anschmiegsam, verrutscht nicht und belastet den Schläfer nicht mit zu viel Gewicht. Und sie muss Feuchtigkeit gut aufnehmen und weiterleiten können, da ein Gutteil der Flüssigkeit, die wir in der Nacht abgeben, auch von der Decke aufgenommen wird.

Eine gute Decke muss Feuchtigkeit aufnehmen und weiterleiten können.

Genauso wie Matratze und Lattenrost muss auch das Oberbett den individuellen Vorlieben des Schlafenden angepasst sein. Menschen, denen schnell heiß wird oder die leicht schwitzen, brauchen leichtere Decken als ewig frierende. Große brauchen längere Decken als Kleingewachsene.

Abmessungen

Ist die Tuchent oder Decke zu kurz, ist es immer irgendwo kalt. Egal, ob man sich nun als Gegenmaßnahme zusammenrollt oder immer wieder an der Decke zieht – ungestörter, tiefer Schlaf ist so nicht möglich. Als Faustregel für die richtige Länge gilt: Körpergröße plus 30 Zentimeter, wobei es kein Problem

Noch nicht angepasst

Die Menschen werden immer größer. Eine Tatsache, auf die die Bekleidungsindustrie längst reagiert hat. Auch im Schuhhandel gibt es inzwischen flächendeckend und in allen Preisklassen Schuhe um zwei Nummern größer als noch vor wenigen Jahren. Eine Flexibilität, die die Bett- und Bettwarenindustrie leider nicht aufweist. Zudecken mit 220 Zentimeter Länge (und die passenden Bezüge dazu) gibt es derzeit nur im guten Fachhandel. Höchste Zeit, dass diese Größe zur Norm wird und damit für große Teile der Bevölkerung auch leistbar.

ist, wenn die Decke noch länger ist. Zu kurz ist sie jedenfalls, wenn es nicht möglich ist, ausgestreckt am Rücken liegend die Füße in die Decke einzuschlagen und gleichzeitig die Schultern gut zu bedecken. Neben den Standardmaßen von 190 und 200 Zentimeter Länge gibt es im gut sortierten Fachhandel auch Decken mit 220 Zentimeter, die für Menschen ab einer Körpergröße von 180 Zentimeter ratsam sind. Die übliche Breite liegt bei 140 oder 150 Zentimeter.

Selbst wenn Sie noch so verliebt sind: Decken für zwei, die es in den Maßen 180 oder 200 x 200 oder 210 Zentimeter gibt, sind nicht ratsam. Jeder Mensch hat ein anderes Wärmebedürfnis. Außerdem kommt irgendwann in der Nacht der Moment, in dem Sie Rücken an Rücken liegen. Spätestens dann ziehen beide an der Decke und in der Mitte strömt vom Hals abwärts unangenehm kalte Luft ins wohlig warme Nest.

Punkte für Wärme

Wie gut eine Tuchent oder eine Decke wärmt, hängt von Art und Menge der Füllung ab. Als Anhaltspunkt für die Kunden haben sich die Hersteller auf ein freiwilliges, aber keinen genau definierten Kriterien unterworfenes Kennzeichnungssystem geeinigt. Sie vergeben für ihre Produkte sogenannte Wärmepunkte:

1 Punkt = sommerleicht
2 Punkte = leicht
3 Punkte = Ganzjahresdecke
4 Punkte = Winterdecke
5 Punkte = extra warm

Diese Kriterien sind, wie bereits erwähnt, nicht normiert. Sie sind daher nur ein ungefährer Anhaltspunkt und können von Hersteller zu Hersteller unterschiedlich interpretiert werden. Als grobe Orientierung sind sie trotzdem ganz brauchbar.

Viele Erzeuger von Tuchenten und Decken verzichten auf das Punktesystem und verwenden andere Begriffe, wie das

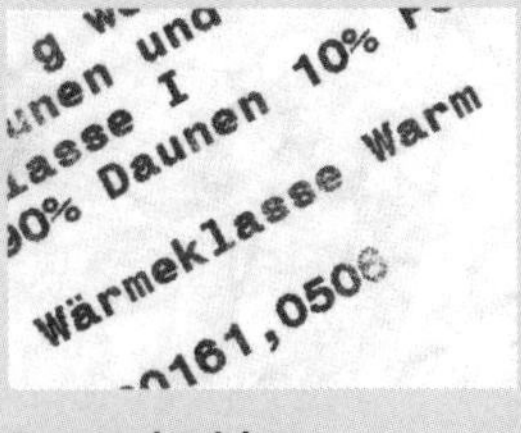

Besser als nichts: Wärmeklasse statt Wärmepunkte.

Beispiel auf → Seite 75 zeigt. Aber auch die Einstufung in Wärmeklassen ist nicht exakt.

Wenn Sie unsicher sind: kaufen Sie Ihre Decke lieber eine Spur zu leicht, als zu warm. Decken lassen sich nicht „runterregeln“ und es schläft sich mit einem dickeren Pyjama weit komfortabler, als wenn Sie sich während der Nacht ständig abdecken, dann frieren, wieder nach der Decke tasten, sich zudecken, schwitzen, sich abdecken ...

Decke statt Heizung

TIPP

Gibt es bei Ihnen oft Auseinandersetzungen um die richtige Raumtemperatur im Schlafzimmer? Statt am Thermostatventil zu drehen, kaufen Sie sich besser ein neues Oberbett. Individuell auf das Wärmebedürfnis des Einzelnen abgestimmte Decken können das Problem Sauna oder Eisgrube im Schlafgemach schnell und effizient entschärfen.

In Form gebracht

Das dicke Tuchentungetüm, der formlose Kartoffelsack, wo die Federn immer dorthin wanderten, wo man sie garantiert nicht brauchte, ist zum Glück passé. Steppnähte sorgen dafür, dass das Füllmaterial gut verteilt bleibt und nicht verrutscht. Manche Modelle weisen lediglich eine Reihe kurzer Stege auf.

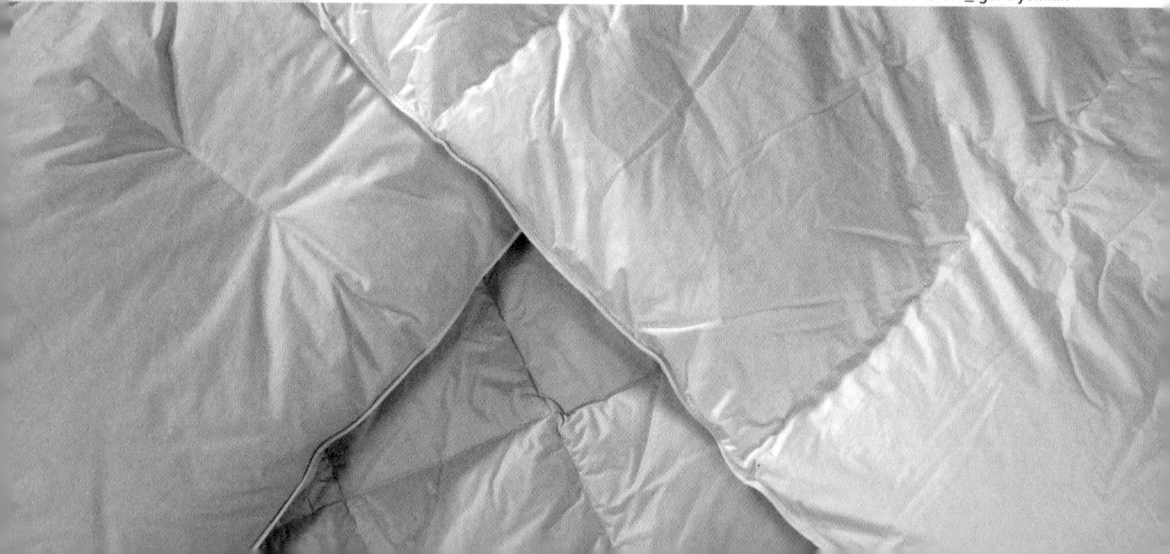

Abgesteppte Daunendecke: Nähte sorgen dafür, dass die Füllung bleibt, wo sie hingehört.

Foto: iStock_Igor Dyomkin

Die teurere, aber bessere Variante ist dagegen die Kassettendecke. Bei ihr umschließen die Nähte die einzelnen Quadrate komplett. Einen anderen Ansatz verfolgen jene Produzenten, die ihre Decken mittels Abnähern der Länge nach in drei Zonen teilen: Durch die eingenähten Knickstellen soll sich die Decke besser an die Körperform des Schläfers anpassen. Ein Effekt, den eine gute Kassettendecke mit ihren Längsnähten allerdings auch aufweist.

Duo-Decken bestehen aus zwei dünnen, übereinandergelegten Decken, die eventuell miteinander versteppt und am Rand miteinander vernäht sind. So sollen zusätzliche isolierende Luftpolster geschaffen werden. Hochwertige Ware weist meist richtige Stege aus zwei parallel geführten Nähten auf. Das vermeidet das Ausreißen an diesen belasteteren Stellen.

Inlett

Damit aus vielen Federn oder Fasern eine Decke wird, braucht es eine Hülle, auch Inlett genannt. Das ist ein besonders dichtes und gleichzeitig aber luftdurchlässiges Gewebe. Unter einem zu dichten Bezugsstoff, der keine Feuchtigkeit durchlässt, schwitzt man.

Für Federbetten sollten die Inletts unbedingt aus daunendichtem Stoff sein. Diese Dichte wird einerseits durch besonders engmaschige Webe erreicht, andererseits durch eine Reihe von überwiegend mechanischen Bearbeitungsschritten (Kalandern), die die Stofffasern zusätzlich miteinander verbinden.

Jede Tuchent braucht ein daunendichtes Inlett.

Inletts für Füllungen aus Kunstfaser, Wolle oder Seide müssen faserdicht sein, wobei es hier wieder je nach den Eigenschaften der gewählten Fülle unterschiedliche Qualitäten gibt. Das Inlett einer Schafwolldecke etwa muss nicht so dicht sein wie eines für Wildseide oder Kaschmir.

Besonders Decken mit Füllung aus synthetischen Fasern verfügen oft über eine doppelte Hülle: Innen ein dünnes Gewebe, das die Fülle zusammenhält, außen ein etwas dickerer Bezug, der extra waschbar ist.

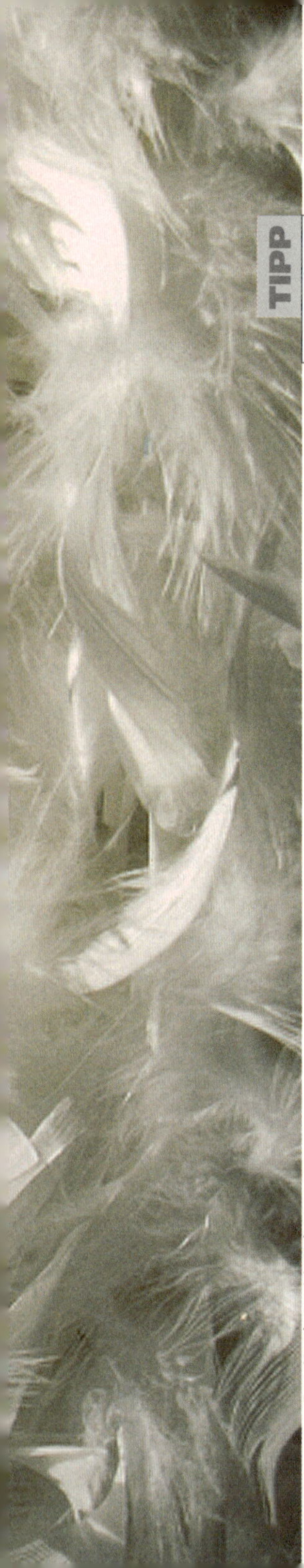

Foto: iStock_Patricia Nelson

Eingegangen

TIPP

> Haben Sie vor, Ihre Decke zu waschen, achten Sie darauf, dass auch das Inlett waschbar ist. Fehlt die entsprechende Kennzeichnung, kann es sein, dass der Stoff bis zu acht oder zehn Prozent einspringt (eingeht) und Ihre Decke entsprechend kürzer wird.

Das am weitesten verbreitete Material für Inletts ist Baumwolle, sei es als reiner Baumwollstoff, sei es als Mischgewebe mit Polyester oder Seide. Auch Zellulosefaser kann verwendet werden. Von Inletts aus 100 Prozent Polyester ist abzuraten: Die dichte Webe gemeinsam mit dem nicht atmungsaktiven Material wirken sich auf den Abtransport der Körperfeuchtigkeit ungünstig aus – man schmort bald im eigenen Saft.

Federn und Daunen

Federleicht und wohlig warm – das ist es, was die Beliebtheit der Daunendecken ausmacht. Kein anderes Füllmaterial kann so gut wärmen und ist dabei so leicht wie die Daune. Gleichzeitig gibt es gerade bei diesem traditionellen Füllstoff enorme Preis- und Qualitätsunterschiede, die von rund 30 bis zu weit über 1000 Euro pro Decke reichen. Auch die zum Teil extrem widersprüchlichen Ansichten über Federwaren und die vielen Fachbegriffe machen es den Konsumenten nicht leicht, die richtige fundierte Entscheidung zu treffen.

Die große Stärke von Federn und Daunen ist, dass sie zwischen ihren unzähligen feinen Fäden Luftpolster bilden, die die Körperwärme unter der Decke und die Kälte draußen halten. Daunen schaffen das aufgrund ihrer Struktur besser als Federn.

Apropos Daunen: Daunen und Federn von älteren Tieren sind wegen ihrer Elastizität besser für Füllungen geeignet als jene noch weichen von sehr jungen Tieren. Gänsedauen wärmen besser als Entendaunen, Federn von Wassergeflügel haben eine bessere Qualität als solche von Landgeflügel.

Eine Rolle spielt auch die Herkunft der Tiere. Kanadische Daunen und Federn sowie solche aus Grönland oder Island wärmen besonders gut, da die Tiere sich dort während der besonders kalten Winter auch entsprechend schützen müssen. Doch auch in Ungarn und Polen gibt es eine lange Tradition in der Federnerzeugung. Einen schlechten Ruf hingegen hat chinesische Federware. Diese Daunen und Federn sind meist besonders klein und stammen oft von sehr jungen Tieren. Oft enthalten sie auch einen hohen Anteil an Federn von Landgeflügel.

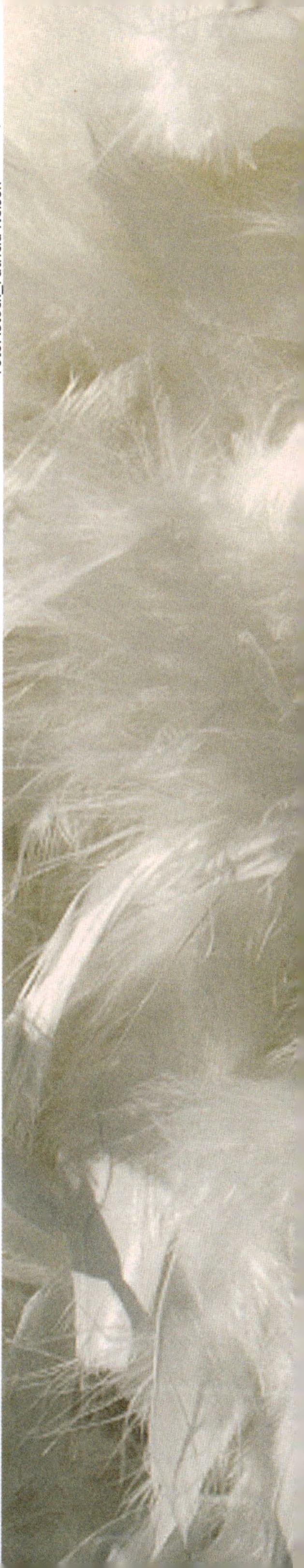
Foto: iStock_Patricia Nelson

Kleine Daunen- und Federnkunde

Daunen. Darunter versteht man das feine, weiche Untergefieder, das vorwiegend von der Brust eines Vogels stammt. Daunen ähneln in ihrer Struktur Schneeflocken und sind mit einem Gewicht von 0,0025 bis 0,0045 Gramm besonders leicht.

Eiderdaunen. Die Eiderdaune ist die teuerste Qualität. Sie ist besonders groß, fein und leicht und stammt von der unter Naturschutz stehenden Eiderente. Sie kommt vor allem aus Island und Grönland. Die Eiderente polstert damit ihr Nest aus, um die Eier in der kalten Umgebung warm zu halten. Verlässt die Familie das Nest, um nach Süden zu ziehen, werden die Daunen eingesammelt.

Federn. Sie sind größer und schwerer als Daunen. Man erkennt sie daran, dass ihre feinen Fasern nebeneinander rechts und links des Kiels angeordnet sind. Als Füllmaterial werden nur die leicht gekrümmten Unterfedern verwendet. Die großen und starren Flugfedern sind dafür ungeeignet.

Daunenflug. Damit werden Bruchstücke von Daunen bezeichnet, die keine Spannkraft mehr haben.

Federnflug. Die Bezeichnung von Bruchstücken von Federn ohne Spannkraft.

Wassergeflügel. Dazu zählen Gänse und Enten.

Landgeflügel. Darunter werden zumeist Hühner verstanden.

Couchee- oder Altware. Altfedern (Couchee) sind mindestens einmal gebrauchte Federn, die hygienisch aufbereitet sind und meist für Sofa- und Billigkissen verwendet werden. Füllungen aus alten Federn halten weniger warm.

Kennzeichnung

Federbetten müssen nach der EU Richtlinie EN 12934 gekennzeichnet sein. Diese Richtlinie verlangt, dass ausgewiesen wird, wie hoch der jeweilige Anteil an Federn und Daunen ist. Weiters muss angegeben werden, ob diese von Land- oder Wassergeflügel stammen. Zusätzlich fließt in die Qualitätsklassifikation ein, wie viel Daunenflug, Federnflug oder wiederaufbereitete Federn und Daunen, in der Fachsprache „andere Elemente“ genannt, in einem Produkt enthalten sind.

Als Neuware gelten nur Füllungen der Klassen I und V. Sie dürfen maximal fünf Prozent an anderen Elementen enthalten, da bei einem höheren Anteil an Daunen- und Federnflug angenommen wird, dass es sich dabei um wiederaufbereitete Ware handelt.

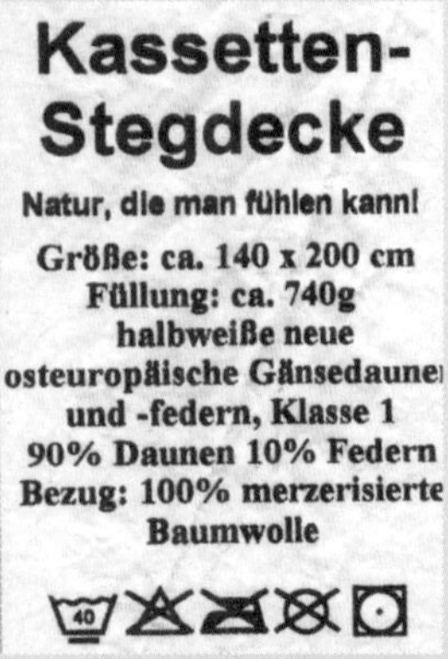
Kassetten-Stegdecke
Natur, die man fühlen kann!
Größe: ca. 140 x 200 cm
Füllung: ca. 740g
halbweiße neue
osteuropäische Gänsedaune
und -federn, Klasse 1
90% Daunen 10% Federn
Bezug: 100% merzerisierte
Baumwolle
40

Was in der Decke steckt, zeigt das Etikett.

	Gehalt an anderen Elementen (in %)	Klassifikation	Elemente und Zusammensetzung
Füllungen vom Wassergeflügel (Gans und Ente)	bis 5	Klasse I und/ oder „neu“	Daune ...% Feder ...%
	über 5 bis 15	Klasse II	Daune ...% Feder ...%
	über 15	Klasse III	Daune ...% Feder ...%
			andere Elemente ...%
Füllungen bestehend aus Landgeflügel oder aus Land- und Wassergeflügel	bis 5	Klasse IV und/ oder „neu“	Daune ...% Feder ...%
	über 5 bis 15	Klasse V	Daune ...% Feder ...%
	über 15	Klasse VI	Daune ...% Feder ...%
			andere Elemente ...%
		Klasse VII	unspezifizierte Zusammensetzung

Enthält Füllmaterial der Klasse I oder II Daunen bzw. Federn von nur einer oder mehreren Wassergeflügelarten, so darf am Etikett als Bezeichnung „Wassergeflügel" stehen. In diesem Fall müssen mindestens 90 Prozent des Füllmaterials von diesen Tieren stammen.

„Reine Gans" heißt, dass die Füllung zu mindestens 90 Prozent aus Gänsefedern und Gänsedaunen besteht, die restlichen 10 Prozent dürfen von der Ente stammen. „Gans" am Etikett bedeutet: mindestens 70 Prozent Gänsefedern und Gänsedaunen. Bei „Gans/ Ente" reicht das zulässige Verhältnis von 50:50 bis 70:30. Sind Entenfedern der Hauptbestandteil der Füllung, so heißen die Bezeichnungen „Reine Ente", „Ente" oder„Ente/ Gans".

So genau die Auszeichnung, so wenig kann ein Konsument überprüfen, ob in der Decke steckt, was am Etikett draufsteht. Eine gewisse Sicherheit bietet hier das Kontrollsiegel Traumpass der Kontrollgemeinschaft Federn-Siegel. Es wird ausschließlich für Produkte der Güteklasse 1 vergeben, also nur für Waren, die aus neuen Federn und Daunen von Wassergeflügel bestehen.

Die Zeichen Daunasan® und Downafresh® des Verbandes der Europäischen Bettfedern- und Bettwarenindustrie e.V. garantieren, dass das Füllmaterial der EN 12935 (➔ Seite 80) entspricht.

Kontrollsiegel Traumpass: nur für Ware aus neuen Federn und Daunen.

Vogelgrippe durch Daunendecken?

Keine Sorge: Bevor Daunen in eine Decke kommen, werden sie mehrmals gewaschen und anschließend bei über 100 Grad C getrocknet. Eine Prozedur, die das H5N1-Virus nicht übersteht. Es reagiert nämlich sehr empfindlich auf Trockenheit und Hitze. Schon eine Erhitzung auf 70 Grad C für 10 Minuten tötet den Erreger zuverlässig ab. Je größer die Hitze, desto schneller wird das Virus abgetötet.

Für Allergiker geeignet

Decken mit diesem Zeichen sind für Hausstaubmilbenallergiker geeignet.

Daunendecken galten für Menschen mit Hausstaubmilbenallergie lange Zeit als gefährlich. Neuere Untersuchungen der Universitätsklinik in Frankfurt am Main, des Anthropologischen Instituts der Universität Kiel sowie der Wellington School of Medicine in Neuseeland ergeben eindeutig: Weder dienen Daunen und Federn den ungeliebten Mitbewohnern als Nahrung, noch wohnen die Milben in der Decke – sie können nämlich das dicht gewebte Inlett nicht durchdringen.

Wer ganz sicher gehen möchte, achtet beim Deckenkauf auf das NOMITE Zeichen des Verbandes der europäischen Bettfedern- und Bettwarenindustrie. Dieses garantiert, dass es sich um ein Produkt handelt, bei dem die Qualität von Inlett und Verarbeitung so beschaffen sind, dass es für Hausstaubmilbenallergiker geeignet ist.

Federn und Tierschutz

Die Gewinnung von Federn und Daunen wird häufig mit Tierquälerei in Verbindung gebracht. Viele Konsumenten glauben daher, sie würden besonders tierfreundlich handeln, wenn Sie keine Federn kaufen, die von lebenden Tieren stammen. Das ist aber nur bedingt richtig. Solche Federn stammen nämlich

Daunen reinigen

An sich ist es völlig ausreichend, die Decken bei trockenem Wetter am offenen Fenster aufzuschütteln. So wird die Füllung gelockert. Ausreichendes Lüften sorgt für den Abtransport der Nachtfeuchtigkeit. Decken und Pölster können aber auch mit einem rückfettenden Daunen- oder Wollwaschmittel bei 30 Grad C in der Maschine gewaschen und mit niedrigen Touren geschleudert werden. Anschließend sollten sie bei etwa 100 Grad C im Wäschetrockner getrocknet werden. Daunen müssen beim Trocknen immer wieder bewegt

meist von Enten und Gänsen, die für die Fleischgewinnung auf engem Raum in intensiver Mast gehalten werden. Überdies ist die Federnqualität dieser Tiere, die sehr jung ihr Leben lassen müssen, nicht so gut wie jene von älteren Tieren.

Betriebe, die Wassergeflügel für die Federngewinnung halten, achten üblicherweise auf Bedingungen, die ihren Tieren ein langes Leben ermöglichen. Das hat nicht so sehr mit Tierliebe zu tun, sondern vor allem damit, dass ältere Tiere eine bessere Federnqualität liefern, die auch einen besseren Preis erzielt. Dazu gehört, dass nur während der Mauser gerupft wird, also in der Zeit, in der sich auf natürliche Weise das Federnkleid der Tiere erneuert. Dann sitzen die Federn locker und lassen sich ohne große Qualen rupfen. Federn, die außerhalb der Mauser gerupft werden, sind von minderer Qualität. In ihren Kielen befindet sich außerdem Blut, was die Federn aufgrund der schlechten Optik fast unverkäuflich macht.

Gute Bettfedern stammen meist von älteren Tieren.

In Ungarn kontrolliert der deutsche TÜV (Technischer Überwachungsverein) Nord, dass das Geflügel artgerecht gehalten und gerupft wird. Insgesamt zertifiziert die ungarische TÜV-Außenstelle etwa 90 Prozent des Füllmaterials, das nach Deutschland und damit als Decken auch auf den österreichischen Markt kommt.

Ein hoher Preis für Daunen ist zwar keine Garantie für gute Qualität und angewandten Tierschutz, umgekehrt kann man sich bei absoluter Billigware aber ziemlich sicher sein, dass

werden, damit sie nicht verklumpen. Viele Menschen schwören darauf, dass zwei, drei Tennisbälle mit im Trockner zu einem besseren Ergebnis führen. Der Pferdefuß bei der Do-it-yourself-Methode: Gut gefüllte Daunendecken passen oft nicht in eine Haushaltswaschmaschine. Wer sie trotzdem mit Gewalt hineinstopft, läuft Gefahr, das gute Stück zu ruinieren.
Übel nehmen Daunendecken auf jeden Fall die pralle Sonne, chemische Reinigung oder die Behandlung mit Teppichklopfer bzw. Staubsauger.

Qualität und Tierschutzstandards bei der Produktion geringen Stellenwert hatten.

Künstliche und natürliche Füllungen

Neben Daunen und Federn werden inzwischen auch viele andere Fasern als Füllungen für Decken angeboten. Im Folgenden finden Sie eine Übersicht über die unterschiedlichen Materialien und ihre Eigenschaften.

Synthetische Fasern

Praktisch an synthetischen Fasern ist, dass sie gut waschbar sind.

Diese Fasern punkten mit ihrer guten Waschbarkeit. Weder der über die Decke gekippte Frühstückskakao noch lange Krankheiten werden da zum Problem. Die Stiftung Warentest hat synthetischen Betten (Ausgabe „test", November 2007) auch sonst grundsätzlich gute Gebrauchseigenschaften bescheinigt: Solche Decken sind größtenteils behaglich und anschmiegsam, überstehen ohne große Probleme den Dauergebrauch und schaffen ein angenehmes Schlafklima. Überdies sind sie leicht und können sehr gut wärmen.
Allerdings gibt es in diesem Bereich enorme Qualitätsunterschiede.

- Vier-Kammern-Hohlfasern sind hochentwickelte technische Produkte, die über ein großes Luftspeichervermögen verfügen und ein Klima unter der Decke schaffen, das mit jenem der Daunen durchaus vergleichbar ist.
- Die einfacheren Vollfasern hingegen wärmen nicht so gut und auch der Feuchtigkeitstransport erfolgt langsamer.
- Hochbauschfasern sind zwar stark gekräuselt und geben damit sehr bauschige Füllungen ab, in Sachen Luftrückhaltevermögen und Feuchtigkeitstransport liegen sie aber ebenfalls hinter den Hohlfasern.

Die Zusammensetzung des Materials wiederum entscheidet über Haltbarkeit und darüber, wie viele Waschgänge die Faser übersteht, ohne zu verfilzen oder zu verklumpen. Wer gute Qualität möchte, sollte bei Kunststofffasern nach Markenware Ausschau halten. Von anonymer Billigware sollten Sie besser die Finger lassen. Je nach Füllung, Bezugsstoff und Verarbeitung gibt es Decken mit Kunstfaserfüllung zu Preisen zwischen 10 und 150 Euro.

High-tec-Fasern ohne Erdöl

Ausgangspunkt der meisten Kunstfasern ist Erdöl. In den letzten Jahren wurden aber auch Kunstfasern aus nachwachsenden Rohstoffen entwickelt. Dazu gehören etwa Hohlfasern aus Maisstärke. Auch Zellulosefaser kommt mittlerweile nicht nur für Stoffe mit sehr angenehmem Tragegefühl zum Einsatz, sondern ebenso als Faser für Decken- und Polsterfüllungen. Beide Fasern haben gute Klimaeigenschaften und sind waschbar.

Anpassungssache

TIPP

Die ideale Decke ist abgestimmt auf
- das Wärmeempfinden des Schläfers,
- die Raumtemperatur im Schlafzimmer,
- die jeweilige Matratze und auf
- Größe und Gewicht des Schlafenden.

Tierische und pflanzliche Produkte

Schafschurwolle. Wärmt hervorragend, ist aber relativ schwer. Sie ist zwar theoretisch bis 40 Grad C waschbar, die Decken sind aber meist zu groß für eine Haushaltswaschmaschine und viel zu schwer für die Handwäsche. Vorsicht: Die Qualitätsunterschiede in Material und Verarbeitung sind enorm. Deshalb auf das Wollgütesiegelzeichen achten, welches für gute Qualität bürgt.

Das Wollgütesiegel bürgt für Qualität.

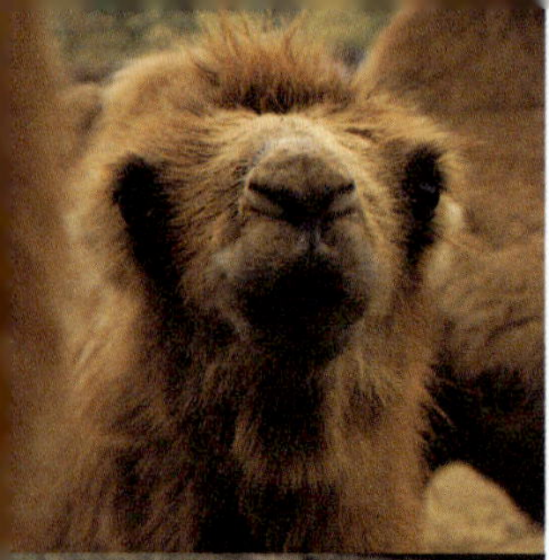

Foto: photos.com

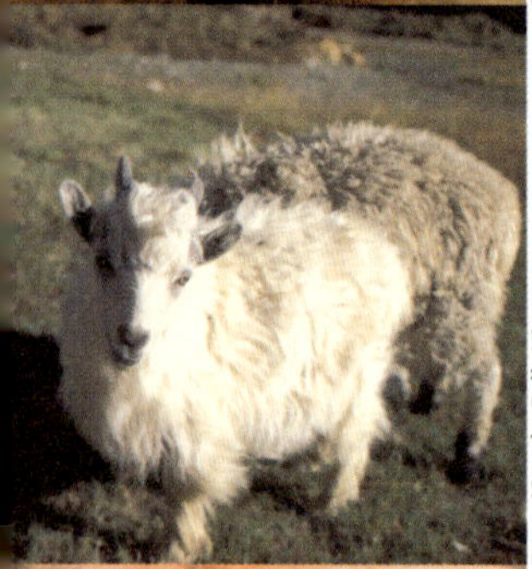

Foto: iStock_Falk Kienast

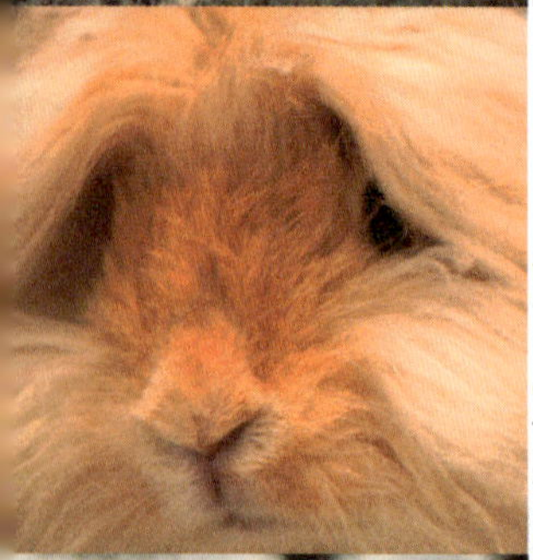

Foto: iStock_Teresa Levite

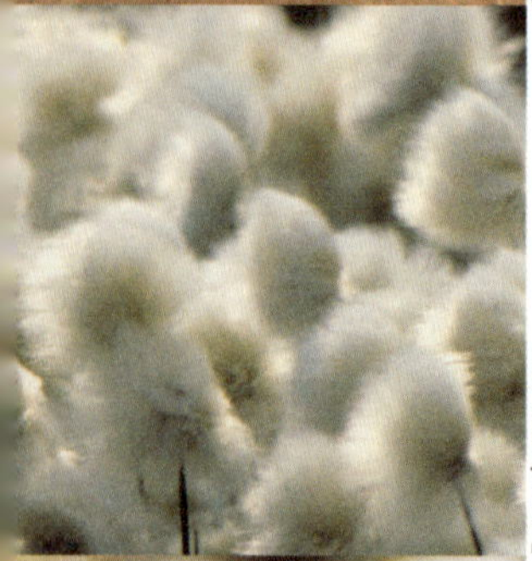

Foto: photos.com

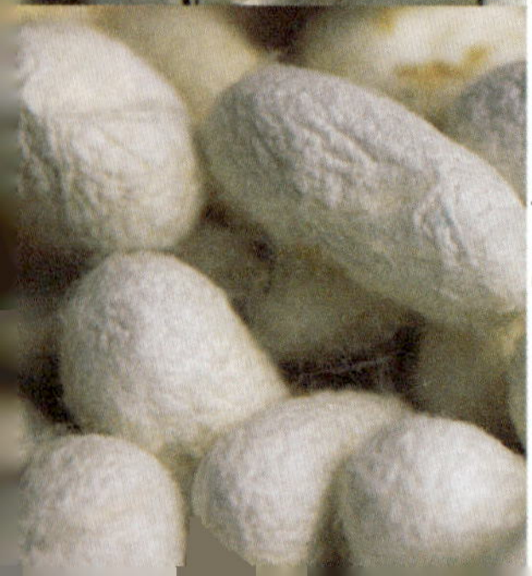

Foto: photos.com

Kamelhaar. Ist sehr leicht, weich und anschmiegsam. Es nimmt Feuchtigkeit gut auf, ist aber auch relativ teuer. Durch die Vermischung mit Schurwolle wird ein bauschiger Effekt erreicht. Besonders geeignet bei starker Transpiration und rheumatischen Beschwerden.

Kaschmir. Ist besonders anschmiegsam, leicht und wärmt hervorragend, was sich auch in einem extrem hohen Preis niederschlägt. Besonders zu empfehlen bei Rheuma und für Menschen mit einem sehr starken Wärmebedürfnis.

Angorahaar. Sehr fein, anschmiegsam, weich. Besitzt eine sehr hohe Wärmeisolation. Lädt sich aber elektrostatisch auf. Für Decken ist eine Mischung mit Schafwolle nötig. Vor allem für Rheumatiker geeignet.

Wildseide. Leicht, geschmeidig und hautverträglich. Besitzt eine sehr gute Feuchtigkeitsaufnahme und wirkt temperaturausgleichend. Sie ist weniger bauschig und die ideale Füllung für Sommerbetten, da sie kühlend bei Hitze wirkt. Gut für druck- und wärmeempfindliche Schläfer geeignet. Wildseide sollte entbastet sein, da sie sonst allergisches Asthma auslösen kann. Achtung: Seidendecken sind nicht immer waschbar.

Baumwolle. Die Faser ist zwar waschbar, neigt aber zum Verklumpen. Hier kommt es besonders darauf an, dass das Vlies gut mit dem Stoff vernäht ist. Baumwolle hat ein eher geringes Wärmerückhaltevermögen, aber eine gute Feuchtigkeitsaufnahme. Vorwiegend für Sommerdecken geeignet.

Der große Preisunterschied zwischen Edelhaardecken wie Kamel, Kaschmir und Angora und solchen mit Schurwollfüllung erklärt sich zum Teil aus der Gewinnung. Lämmer und Schafe werden in riesigen Herden gehalten, die Schur geht „ruckzuck“. Kamele und Cashmere-Ziegen verlieren ihr Haar, und es muss gesammelt, bei Ziegen sogar teilweise auch ausgekämmt werden.

Ein Polster – viele Anforderungen

Wie heißt es so schön: Ein gutes Gewissen ist ein sanftes Ruhekissen, aber Gewissen hin oder her, wenn der Polster nicht passt, wird es nichts mit dem sanften Schlummern. Zweck des Polsters ist es, den Kopf im Schlaf so zu lagern, dass die Halswirbelsäule in ihrer natürlichen Form unterstützt wird. Die meisten Menschen schlafen bevorzugt halb seitlich. Dann ist ein Höhenunterschied von 13 bis 15 Zentimeter zwischen Ohr und Matratze zu überbrücken, damit die Halswirbelsäule nicht seitlich abknickt. In der Rückenlage sollte sie weder nach hinten wegkippen noch nach vorn gebeugt sein. Bedenkt man, dass jeder Kopf anders geformt ist, die Schulterbreite von zierlichen Menschen deutlich anders ist als jene muskulöser und dass ein Schläfer während der Nacht häufig die Position wechselt, so wird klar: Der Polster muss ein richtiges Multitalent sein, denn eine falsche Kopfhaltung kann zu Kopfschmerzen und zu Verspannungen im Nacken führen.

Die herkömmlichen Polsterungetüme in den traditionellen Formaten von 80 x 80 bzw. 70 x 90 Zentimeter sind kaum in der Lage, alle oben beschriebenen Anforderungen zu erfüllen. Faltet man sie zusammen, sind sie meist zu dick. Besser sind Rechteckformate von 40 x 80 bzw. 50 x 70 Zentimeter.

Wenn Sie die unhandlichen Polsterungetüme satt haben: Es gibt inzwischen die unterschiedlichsten Kissenformen.

Fotos: Stiftung Warentest

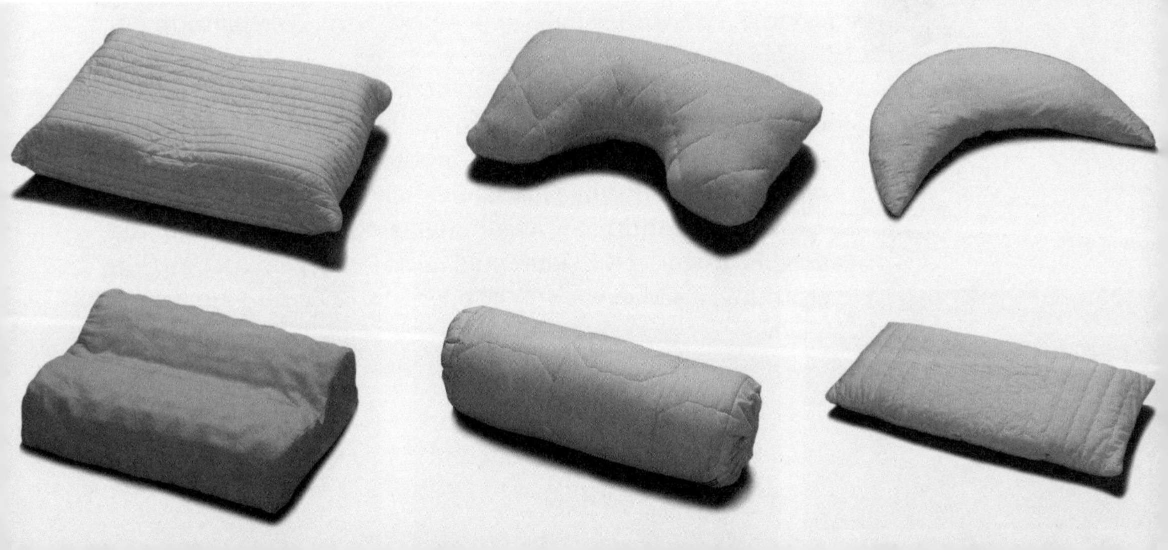

Auch wer gerne flach schläft, sollte nicht völlig auf einen Polster verzichten. Hier genügt eine dünne Füllung. Von Kopfkeilen wird dringend abgeraten, da der Kopf damit unnatürlich verbogen wird.

Abseits der klassischen Modelle wird inzwischen eine Fülle verschiedenster Formen angeboten. Dazu gehören etwa Hörnchen, Nackenrollen oder Mehrkammermodelle. All diese Innovationen sollen besonders ergonomisch sein. Ihr großer Nachteil ist aber, dass sie häufig nur für eine Schlafposition wirklich geeignet sind. Hier hilft nur ausprobieren und auch, sich bewusst zu werden, welche Liegeposition Sie während der Nacht am häufigsten einnehmen.

Klein ist fein

Groß muss er sein und ordentlich dick, etwas hermachen eben. Und außerdem: Ein richtiger Mann braucht einen ordentlichen Polster. So zumindest sieht es in österreichischen und deutschen Schlafzimmern aus.

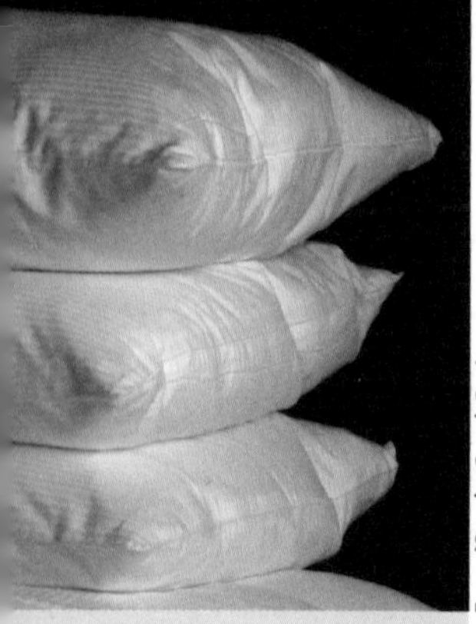
Foto: iStock_Carol Gering

Doch die riesigen 70 x 90 bzw. 80 x 80 Zentimeter großen Pölster mögen zwar bequem sein, um beim Lesen oder Fernsehen den Rücken abzustützen. Ergonomisch gesehen sind sie jedoch das Schlechteste für einen erholsamen Schlaf: Liegt man am Rücken, sind sie zu hoch. Liegt man auf der Seite, tendieren sie aufgrund ihrer Größe dazu, unter die Schulter zu rutschen. Und weil sie so dick sind, lassen sie sich auch nicht in die passende Form knautschen. Ergebnis ist in allen Fällen, dass die Halswirbelsäule abgeknickt wird. Verspannungen sind die Folge.

Hier braucht es aus Sicht von Medizinern dringendes Umdenken sowohl bei Verbrauchern wie auch bei den Herstellern. Solange die großen Pölster den meisten Platz in den Regalen einnehmen und Bezüge ausschließlich in den Maßen 70 x 90 bzw. 80 x 80 Zentimeter angeboten werden, wird es nämlich auch bewussteren Konsumenten nicht leicht gemacht, auf ein vernünftigeres Maß wie 40 x 80 oder 50 x 70 Zentimeter umzusteigen.

Die richtige Fülle

Polster: Besser fest als weich, damit der Kopf nicht abknickt.

„Ein weiches Ruhekissen oder doch besser ein hartes?“ lautet hier die Frage. Laut Medizinern sollte der Kopfpolster eher fest sein und den Ausgleich für die Schulterhöhe schaffen, damit der Kopf nicht abgeknickt wird.

Als Fülle bieten sich wie bei den Decken Federn, Kunst- und Zellulosefasern, Schaf- oder Baumwolle an. Bei den Polsterfüllungen darf der Federngehalt ruhig höher sein als bei Decken, da die Federn besser abstützen als Daunen. Baumwolle ergibt eine eher harte Füllung.

Auch Füllungen aus geschnittenem Schaumstoff sind inzwischen beliebt. Sie werben mit besonders ergonomischen Formen. Bei diesen Produkten ist es aber sehr wichtig, auf gute Belüftung zu achten, da man am Kopf leicht schwitzt und Schaumstoff die Flüssigkeit weniger gut aufnimmt und weiterleitet als andere Füllungen.

Für dünne Pölster ist auch Rosshaar gut geeignet. Es unterstützt die Halswirbelsäule gut und hat auch hervorragende Klimaeigenschaften.

Kissen mit Getreidefüllungen sind von den Liegeeigenschaften her sehr angenehm. Achten Sie aber darauf, dass die Pölster immer wieder komplett austrocknen, damit sich kein Schimmel bilden kann.

Im Gegensatz zu Pölstern mit Feder- und Faserfüllungen lassen sich solche mit Schaumstoff, Rosshaar und Getreide nicht waschen.

Abzuraten ist von Pölstern, die mit Kräutern, Aloe Vera oder anderen duftenden Substanzen ausgerüstet sind. Der Geruch

Kühler Kopf

TIPP

Geraten Sie beim Schlafen schnell ins Schwitzen, sollten Sie nicht in einem dicken Federpolster versinken. Auf kleinen Kissen mit Naturfaser- oder synthetischer Füllung schwitzen Sie garantiert weniger. Solche Pölster können auch gereinigt oder gewaschen werden. Auch Rosshaarfüllungen sind in diesem Fall geeignet.

kann schnell unangenehm werden oder zu Kopfschmerzen führen. Besser ist es, ein Schälchen mit Duftkräutern im Schlafzimmer aufzustellen. Das lässt sich nämlich problemlos entfernen, wenn Sie merken, dass es Ihnen doch nicht gut tut.

Leintuch und Bezüge

Leintücher und Bezüge bringen Farbe ins Schlafzimmer.

Das Leintuch, die Decken- und Polsterbezüge haben mehrere Funktionen. Sie sollen Matratzen, Decken und Pölster vor Schweiß und Schmutz schützen. Es ist also wichtig, dass die Textilien gut und bei mindestens 60 Grad C waschbar sind. Damit wir angenehm trocken liegen, sollen sie Feuchtigkeit gut aufnehmen und rasch weiterleiten. Darüber hinaus sollen sich die Stoffe auf der Haut angenehm anfühlen und nicht kratzen. Und nicht zuletzt sind Leintücher und Bezüge jene Teile, die wir täglich sehen, sie sollen also unser Auge erfreuen. Sie sind Teil dessen, ob unser Schlafzimmer warm und gemütlich, kalt und funktionell oder verrucht wirkt.

Von Baumwolle bis Mikrofaser

Bettwäsche wird heute fast ausschließlich aus Baumwolle gefertigt. Nicht zuletzt deshalb, weil diese Faser auf dem Weltmarkt billig zu haben ist und sich außerdem gut verarbeiten lässt.

Aus Baumwolle wird eine Vielzahl an Stoffen hergestellt. Die Unterschiede liegen in der Qualität der Ausgangsfaser, der Fadenstärke, der Art und Dichte der Webe. Mischungen mit Kunststofffasern, Seide oder Leinen sind möglich.

Batist und Co.

Edel für Bettwäsche sind der feine, glatte Baumwollbatist, der glänzende Satin oder der schwere, glänzende Damast. Aber auch Frottee, Jersey und Seersucker schaffen Behaglichkeit im Bett. Etwas aus der Mode geraten ist das unverwüstliche Leinen. Stark im Kommen: Mikrofaser.

Batist. Er ist nur für Bezüge geeignet, für Leintücher wäre er zu wenig strapazierfähig.

Damast. Hier bewirkt ein aufwendiges Webverfahren kontrastreiche Musterbilder und seidigen, dauerhaften Glanz. Nicht für Leintücher geeignet.

Satin. Ein glänzender, glatter Stoff, der sich kühl anfühlt. Auch Satin wird nicht für Leintücher verwendet.

Flanell. Durch seine flauschige Struktur wärmt er besonders gut. Robustere Qualitäten sind durchaus auch für Leintücher geeignet. Allerdings wärmt Flanell nur dann, wenn der Ausgangsstoff auch von vernünftiger Qualität ist. Ein dünner, leichter, durchscheinender Stoff ist hier keineswegs ein Zeichen für Qualität.

Frottee. Mit seinen Schlingen ist dieser Stoff ideal für stärker schwitzende Menschen. Billige Qualitäten werden aber häufig rasch unansehnlich: Die wenigen Schlingen ziehen leicht Fäden, Staub und Haare verfilzen sich mit dem Stoff. Hausstaubmilbenallergiker sollten Frottee meiden, da er den Milben gute Rückzugsmöglichkeiten gibt.

Jersey. Der elastische, gestrickte Stoff erfreut dadurch, dass er nicht gebügelt zu werden braucht. Er eignet sich auch hervorragend für Spannleintücher.

Seersucker. Inzwischen ein Hit als Bezugsstoff. Der borkige Effekt des Gewebes macht Bügeln überflüssig. Wird dennoch gebügelt, bleibt bei echtem Seersucker, wo die Borke aus abwechselnd festen und lockeren Kettfäden besteht, der Effekt trotzdem erhalten. Borken, die durch Prägung oder Quellen mit Lauge erzielt wurden, schwinden dagegen. Achtung: Bezüge aus Seersucker gehen beim Waschen häufig stark ein.

Bedruckte Bezüge sind meist aus dem in einfacher Leinwandbindung gewebten Linon oder dem sogenannten Haustuch. Beimischungen von Polyester erhöhen zwar die Haltbarkeit, der Stoff kann aber weniger Feuchtigkeit aufnehmen. Mischungen mit Seide oder Leinen wiederum lassen die Stoffe edler wirken bzw. machen sie auch haltbarer.

Wenn Sie Leintücher oder Bettwäsche kaufen, öffnen Sie die Verpackung und halten Sie den Finger zwischen den Stoff

Von kühl und glatt bis warm und kuschelig: Baumwolle hat viele gute Seiten.

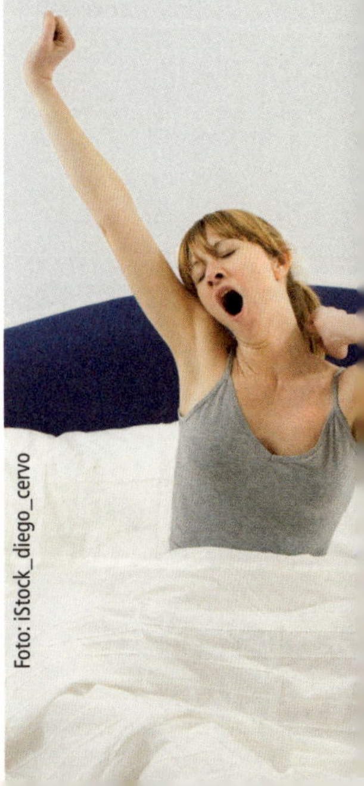

Foto: iStock_diego_cervo

und den weißen Karton, auf den der Stoff zumeist gepackt ist. Schimmert die Farbe Ihres Fingers nun sichtbar durch das Material, so ist das meist ein Zeichen minderer Qualität. Dieses Angebot ist vermutlich auch das wenige Geld nicht wert, das es kostet.

Bettwäsche: Nach dem Kauf zuerst in die Waschmaschine.

Egal, wofür Sie sich entscheiden: Nach dem Kauf heißt es auf jeden Fall ab in die Waschmaschine. Vom Beizen des Saatgutes für die Baumwolle bis zur Farbe für den Druck fallen beim Produktionsprozess von Textilien zahlreiche chemische Stoffe an. Es gibt gesetzliche Normen, die regeln, dass in der fertigen Ware keine gesundheitsschädlichen Substanzen mehr enthalten sein dürfen. Regeln sind aber nur so gut wie ihre Überprüfung – und dies erfolgt nur stichprobenartig. Bevor Sie also Bettwäsche (oder ein neues T-Shirt, ein Hemd oder ein Geschirrtuch) erstmals verwenden, unbedingt waschen. Die meisten Hilfs- und Schadstoffe können auf diese Art entfernt werden.

Leinen

Neben Wolle war Leinen über Jahrhunderte das Hauptmaterial für Bekleidung, aber auch Haus- und Tischwäsche. Erst mit dem Import der billigeren und pflegeleichteren Baumwolle wurde es verdrängt. Damit verzichtete man aber auch auf die guten Eigenschaften des Leinens. Das Material fühlt sich kühl an und kann bis zu 35 Prozent seines Eigengewichtes an Feuch-

Das bürgt für Qualität

Mako. Bezeichnung für eine sehr hochwertige, langfasrige und deshalb glatte, glänzende und strapazfähige Baumwolle aus Ägypten.
Gekämmt oder supergekämmt. Bedeutet bei Baumwolle, dass viele oder sehr viele kurze Fasern vor dem Spinnen ausgekämmt wurden. Stoffe aus gekämmter Baumwolle sind besonders glatt, glänzend und haltbar. Spitzenklasse: Mako supergekämmt.
Mercerisiert. Diese Stoffe sind glatter, reißfester, besser färbbar,

tigkeit aufnehmen und schnell wieder abgeben. Leinen ist sehr haltbar und kochfest. Optisch besticht es durch seinen leichten natürlichen Glanz. Nachteil sind das höhere Gewicht und dass Leinen sich schwer bügeln lässt und leicht knittert. Dem meist hohen Preis steht besondere Langlebigkeit gegenüber.

Halbleinen
Ein Stoff, bei dem die Kette (das Grundgerüst) aus Baumwolle und der Schuss aus Leinen besteht.

Seide
Noch für unsere Großmütter war Seide der Inbegriff von Luxus und Verschwendung. Inzwischen ist sie für jedermann erschwinglich, Nachthemden und Pyjamas sind beim Kaffeeröster schon um 20 Euro zu haben. Aber es gibt natürlich auch teure Qualitäten. Edle Bettwäsche kann leicht mehrere hundert Euro kosten. Da Seide nur bei 30 Grad C waschbar, der Hygienesollwert aber nach wie vor 60 Grad C ist, gilt Seide im Bett als edle und teure Randerscheinung. Seidenstoffe sind übrigens immer entbastet und daher auch für Allergiker geeignet.

Seide im Bett steht nach wie vor für Luxus.

Zelluose
Stoffe aus Zellulose bestehen aus einer Art natürlicher Kunstfaser. Der Herstellungsprozess der Fäden ist kompliziert. Schließlich ist der Rohstoff sprödes, hartes Holz. Zellulose-

zeigen dauerhaften, nicht auswaschbaren Glanz. Ihre Veredelung mit Natronlauge ist nicht gesundheitsbedenklich, allerdings gewässerbelastend.
Satiniert. Hier wird der Glanz durch eine Art Bügelverfahren bewirkt. Er verliert sich beim Waschen.
Sanfor. Ein unbedenkliches, mechanisches Patentverfahren zum Vorschrumpfen. Sanfor-Wäsche läuft beim Waschen praktisch nicht, beim elektrischen Trocknen nur wenig ein.

stoffe kommen unter verschiedenen Markennamen wie Lyocell, Viskose oder Modal in den Handel. Die für Bettwäsche verwendeten Qualitäten ähneln in ihren Eigenschaften jenen von Leinen: große Haltbarkeit, kühl, leicht glänzend. Die aus Zellulose gewonnene Faser Modal – reißfester als die mit ihr verwandte Viskose – ist mit ihrer guten Saugfähigkeit der Baumwolle ähnlich und hat mehr Glanz und Geschmeidigkeit. Polyester erhöht die Haltbarkeit, liefert ebenfalls Glanz, speichert aber Feuchtigkeit schlecht. Bei häufig schwitzenden Menschen ist diese Mischung daher nicht ratsam.

Mikrofaser

Mikrofaser wird aus Erdöl hergestellt.

Auch im Bettwäschebereich erfreut sich Mikrofaser zunehmender Beliebtheit. Als erdölbasiertes Material kann es zwar keine Feuchtigkeit aufnehmen, die hohlen Fasern leiten Nässe aber besonders rasch ab – vorausgesetzt die Qualität stimmt. Die Bandbreite liegt hier zwischen absoluten Billigststoffen, in denen man sich wie in einer Kunststoffverpackung fühlt, und hochfunktionalen High-tec-Stoffen, wie sie für den Sportbereich entwickelt wurden. Ein wenig kann man die Qualität schon beim Angreifen abschätzen. Im Zweifelsfalle ist es aber besser, zu Markenware zu greifen.

Schadstoffreicher Preis

Bettwäsche soll formbeständig und am besten auch noch pflegeleicht sein. Um diese Eigenschaften zu erreichen wurde lange Zeit Formaldehyd eingesetzt. Es gilt allerdings als krebserregend. Viele Hersteller produzieren daher inzwischen formaldehydarm bzw. formaldehydfrei. Um Wäsche weißer als weiß leuchten zu lassen, benutzen manche Hersteller optische Aufheller. Sie wandeln nicht sichtbares UV-Licht in sichtbares blaues Licht um, sodass die Wäsche strahlend weiß leuchtet – und die Haut möglicherweise rot. Optische Aufheller können empfindliche Haut irritieren und sind völlig überflüssig.

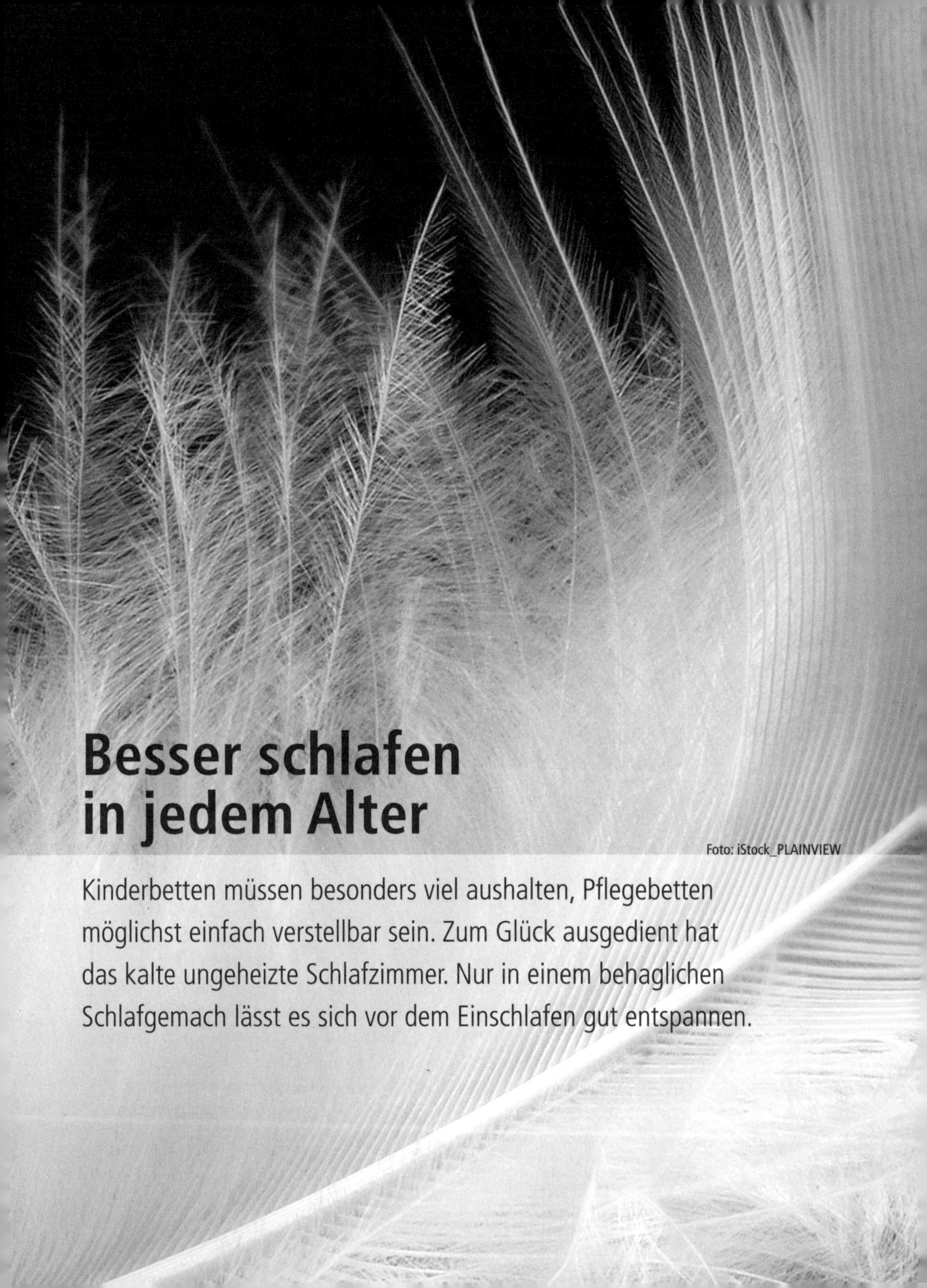

Foto: iStock_PLAINVIEW

Besser schlafen in jedem Alter

Kinderbetten müssen besonders viel aushalten, Pflegebetten möglichst einfach verstellbar sein. Zum Glück ausgedient hat das kalte ungeheizte Schlafzimmer. Nur in einem behaglichen Schlafgemach lässt es sich vor dem Einschlafen gut entspannen.

Babybetten

Eltern haben beim Einkauf die Qual der Wahl. Ob Sie sich für einen Stubenkorb oder gleich ein Gitterbett entscheiden ist jedoch weniger wichtig als die Beachtung der folgenden Punkte:

- Die Matratze sollte nicht zu weich und atmungsaktiv sein.
- Verzichten Sie auf Plastikbezüge zur Schonung der Matratze. Sie behindern den Luftaustausch!
- Die Decke oder der Schlafsack müssen der Größe des Babys entsprechen und möglichst leicht sein.
- Außer Ihrem Kind sollte sich nichts im Bettchen befinden! Entfernen Sie Windeln, Kuscheltiere, Spielzeug! Ein Säugling benötigt auch keinen Polster.

Spielzeug hat in Babys Bettchen nichts verloren.

Viele besorgte Eltern fürchten ständig, dass es Ihr Kind zu kalt hat. Und würden es am liebsten noch wärmer einpacken, wenn es einmal einen fiebrigen Infekt hat.

- Kühle Hände oder Füße bedeuten nicht, dass dem Baby insgesamt kalt ist. Gegen kalte Füße helfen Söckchen.
- Fühlt sich die Haut Ihres Babys zwischen den Schulterblättern warm an, so ist ihm ausreichend warm.
- Schwitzt das Baby, wenn es ruhig liegt, so ist ihm zu heiß.
- Hat Ihr Kind Fieber, muss es ausreichend Wärme abgeben können. Daher ab-, statt gut zudecken und viel trinken lassen!

Albtraum plötzlicher Kindstod

So können Sie das Risiko des plötzlichen Kindstodes (SIDS) minimieren:

- Die Temperatur im Schlafraum sollte etwa 18 bis 20 Grad C betragen.
- Achten Sie darauf, dass Schlafanzug, Decke oder Schlafsack möglichst leicht und aus atmungsaktiven, die Feuchtigkeit gut abgebenden Materialien sind.
- Im ersten Lebensmonat braucht das Neugeborene noch etwas mehr Wärme, danach benötigt es nicht mehr Kleidung als ein Erwachsener.
- Wärmeflasche, dicke Tuchent und Schaffelle überwärmen das Baby. Schaf- oder Lammfelle erhöhen zudem die Gefahr von Allergien und stellen ein hygienisches Problem dar.

Rücken- statt Bauchlage

Säuglinge sollten im ersten Lebensjahr unbedingt auf dem Rücken liegend schlafen. Keine Angst, selbst wenn das Baby spuckt, passiert ihm nichts. Auf dem Bauch sollte es nur im Wachzustand und unter Beobachtung liegen. Die Bauchlage ist vor allem für die Entwicklung eines Kindes wichtig. Ganz wichtig: Machen Sie auch andere Betreuungspersonen wie Großeltern, Babysitter oder Geschwister mit den Regeln über das richtige Liegen für Säuglinge vertraut.

Das beste Bett hilft nichts, wenn Sie in Gegenwart Ihres Kindes qualmen. Schützen Sie Ihr Kind konsequent vor Zigarettenrauch! Auch verrauchte Räume, in denen gerade keine Zigarette brennt, sind schädlich für Ihr Kind.

Kleinkinderbetten

Diese Betten sind besonderen Anforderungen ausgesetzt. Kinder schlafen nicht nur im Bett, sie betrachten es auch als Spielwiese, auf der man entlang des Gitters die ersten Schritte wagen und später herumtollen und herumhüpfen kann. Das Bett muss also stabil sein.

Der Lattenrost sollte zumindest aus schichtverleimten Latten bestehen, die maximal vier bis fünf Zentimeter Ab-

Foto: photos.com

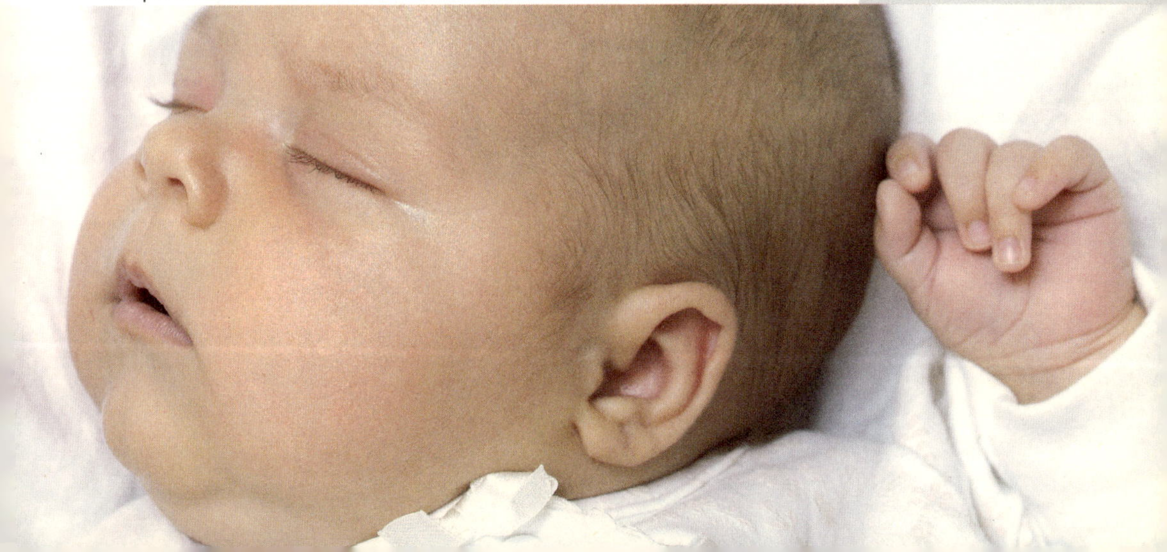

stand voneinander haben. Ein höhenverstellbarer Lattenrost entlastet zumindest in der Anfangszeit den Rücken der Eltern.

Da kleine Kinder besonders leicht schwitzen, muss eine gute Belüftung der Matratze gewährleistet sein. Auch wenn es noch so praktisch ist: Stauraum oder eine Spielhöhle haben unter einem Kinderbett nichts verloren.

Sicherheitsabstände

Die Abstände zwischen den einzelnen Gitterstäben dürfen nicht größer als 60 Millimeter, aber auch nicht kleiner als 45 Millimeter sein. Das Kind könnte sonst durchrutschen bzw. sich einklemmen.

In der obersten Position des Lattenrostes müssen zwischen Matratze und Oberkante des Gitters mindestens 30 Zentimeter Abstand sein, damit das Baby nicht aus dem Bett kullert. In der niedrigsten Position der Liegefläche müssen es im ersten Jahr 60 Zentimeter sein, um ein Überklettern zu verhindern.

Das Bett darf keine überstehenden Teile aufweisen, an denen Kordeln oder Bänder hängen bleiben können. Am besten binden Sie Ihrem Kind erst gar keine Kettchen oder Schnuller am Band um. Gebrauchsanleitung aufbewahren: Kleinkinder wachsen rasch und Sie werden das Bett sicher einige Male umbauen müssen.

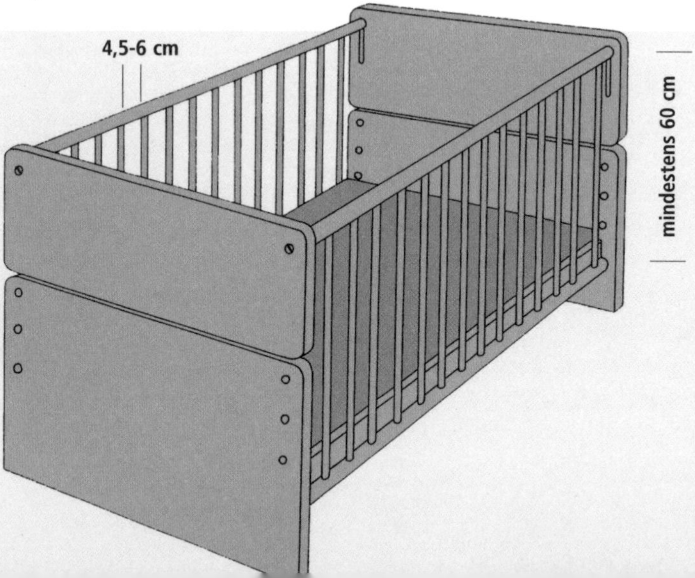

Auf diese Sicherheitsabstände und Mindesthöhe müssen Sie achten.

Illustration: Erwin Haberl

Matratzen für kleine Leute

Hart oder weich: Auch von Fachleuten wie Orthopäden und Kinderärzten wird hier keine eindeutige Meinung vertreten. Viele Experten tendieren aber inzwischen zum goldenen Mittelweg. Sie raten den Eltern zu einer Matratze, deren Oberfläche nicht zu hart, sondern eher komfortabel ausfällt. Ihr Kern sollte aber fest genug sein, um den kleinen Körper im Liegen ausreichend zu stützen und beim Laufen, Hopsen und Stehen sicheren Halt zu geben.

Kindermatratzen sollten einen festen Kern haben.

Für Kindermatratzen eignen sich Naturmaterialien wie Kokos oder Rosshaar als Matratzenkern, da die Kleinen auf ihnen nicht zu weich liegen. Zudem sind Kinder so leicht, dass die Naturfasern lange elastisch bleiben und nicht zusammengedrückt werden. Wenn ein Familienmitglied auf Naturfasern allergisch reagiert, sind auch im Kinderbett Schaumstoffmatratzen anzuraten. Achten Sie aber darauf, dass die Matratze von guter Qualität und nicht zu weich ist, und dass sie über eine gute Belüftung verfügt.

Federkernmatratzen dagegen sind für Kleinkinder weniger gut geeignet. Sie weisen ein - für Kinder - sehr ungünstiges Stabilisierungsverhalten auf. Vorteil dieser Matratzenart ist allerdings: Die Bauweise sorgt für gute Belüftungseigenschaften und wird daher rasch wieder trocken, wenn sie einmal nass geworden ist.

Eine Kindermatratze reicht übrigens etwa für die ersten fünf Lebensjahre. Babys und größere Kinder brauchen keine unterschiedlich harten Matratzen.

Aufbau

Die Bauweise der Matratzen für die Kleinen ähnelt jener für die Großen. Ganz außen liegt der Bezugsstoff. Der kann entweder einfärbig oder mit bunten Motiven bedruckt sein. Dann kommt meist eine Vliesschicht - natürlich auf beiden Seiten, um die Matratze wenden zu können. Je dicker diese Schicht ist, desto wohliger kann sich der Nachwuchs betten und desto besser ist auch die Wärmeisolation, die bei Kleinkinderbetten aber

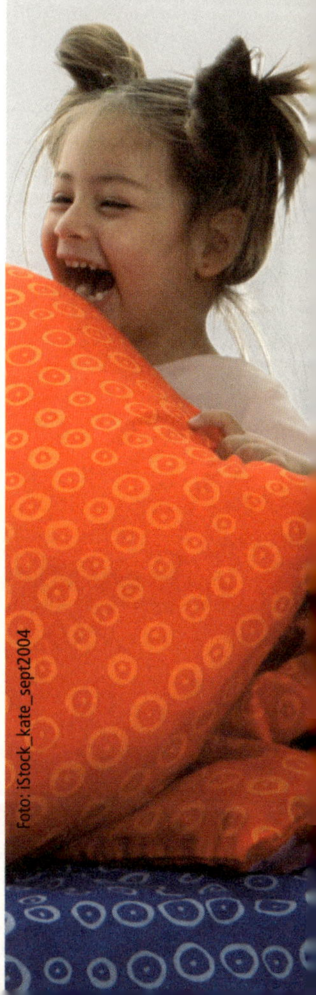

Foto: iStock_kate_sept2004

nicht allzu hoch sein sollte. Die Vliesschicht kann aus mehreren Materialien wie Wolle, Baumwolle oder synthetischen Fasern bestehen. Sie ist einer der Gründe für die gewaltigen Preisschwankungen, die von 20 Euro bis zum fast Zehnfachen reichen.

Die Vliesschicht ist bei Babys Matratze einer der wichtigsten Bestandteile und das nicht nur aus Gründen des Schlafkomforts. Sie verhindert nämlich, dass größere Mengen an Feuchtigkeit in den Matratzenkern eindringen. Bei Naturmaterialien wie Baumwolle und Wolle ist die Absorptionsfähigkeit sehr hoch. Synthetische Stoffe nehmen keine Feuchtigkeit auf, leiten diese jedoch weiter (trockenes Bettklima).

Unerlässlich ist eine stabile Trittkante am Matratzenrand, damit das Kind beim Spielen und Klettern am Bettrand nicht abrutscht und sich den Fuß zwischen den Stäben oder Matratze und Bett einzwickt.

Bezüge

Achten Sie unbedingt darauf, dass die Bezüge abnehmbar sind, was bei vielen Kindermatratzen erstaunlicherweise nicht der Fall ist. Ein Unglück ist schnell passiert, auch schwitzen Kinder mehr als Erwachsene. Umso unbegreiflicher ist es da, wenn Bezüge zwar abgezogen werden können, aber nicht waschbar sind. Das lächerliche Argument seitens der Hersteller: „Wir wollten dem Kunden lediglich einen Blick ins Matratzeninnen-

Bezüge für Kindermatratzen müssen unbedingt abziehbar und waschbar sein.

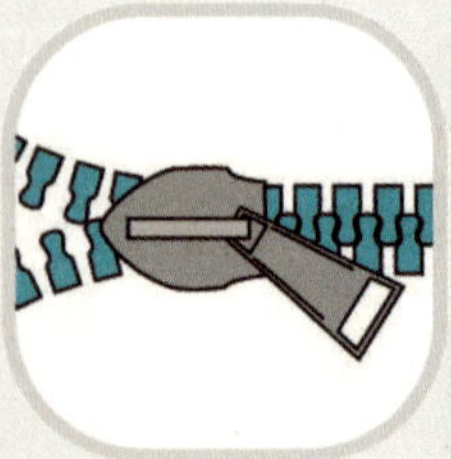

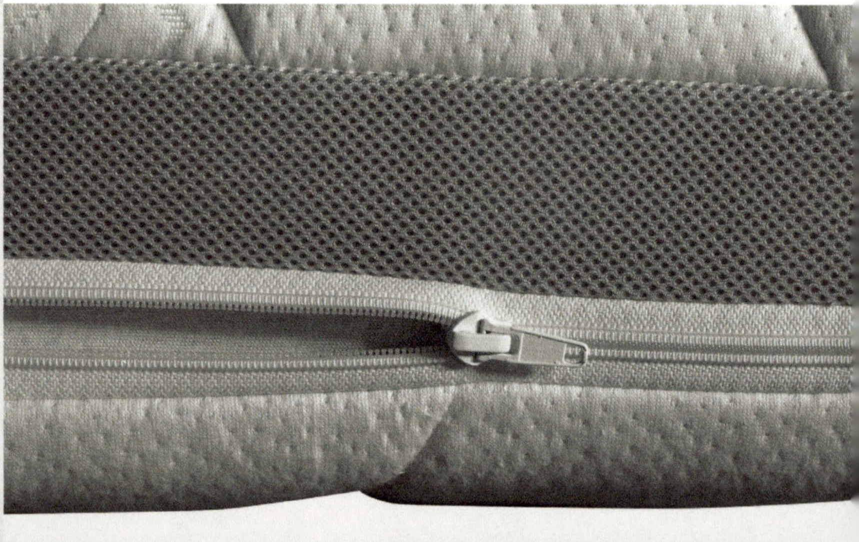

Fotos: ADA

leben ermöglichen." Auch Reißverschlüsse auf einer Matratze sagen noch lange nichts. Sie dienen häufig nur den Herstellern zum Beziehen der Matratze. Besonders ärgerlich ist es jedoch, wenn der Bezug nach dem Waschen eingegangen und um etliche Zentimeter kleiner geworden ist. Es gilt daher auch hier: unbedingt die Pflegekennzeichnung beachten.

Als Matratzenschutz legen Sie am besten ein dickes, waschbares Baumwolltuch (Molton) unter das Leintuch. Das ist wohl die einfachste und gleichzeitig beste Lösung.

Jugendbetten

Cooles Design allein ist auch bei Jugendbetten zu wenig.

Jugendbetten zeichnen sich häufig dadurch aus, dass sie über ein phantasievolles Design verfügen. Bei der Bettqualität sind die Hersteller leider nicht ganz so ambitioniert.

Wenn Sie ein „Jugendbett" anschaffen wollen, bedenken Sie, dass es gut sein kann, dass ihr zukünftiger Youngster mit 14, 15 Jahren vielleicht 180 Zentimeter groß ist und eine Schuhgröße um die 44 herum hat. Geht man davon aus, dass man für die Bettlänge die Körperlänge plus mindestens 30 Zentimeter rechnen soll, wird ein Normbett mit 190 bis 200 Zentimeter daher ganz sicher zu kurz sein (➜ Seite 21). Nach dieser – durchaus vernünftigen – Rechnung passt in ein „Jugendbett" gerade einmal eine Person von 160 Zentimeter Kör-

Erst lüften, dann schlafen

Die Stiftung Warentest („test", März 2007) untersuchte Kindermatratzen und entdeckte bei drei Modellen die krebserregenden Stoffe Trichlorethen und Tetrachlorethen. Deshalb gilt: Lüften Sie die neue Matratze bei geöffnetem Fenster mindestens einen Tag lang aus.

perlänge. Jugendbetten, so wie sie der Handel vorsieht, sind also - auch wenn sie vom „Piratenschiff" oder dem „Prinzessinnenschloss" auf erwachseneres Design umgerüstet werden können - schlichtweg nur für Kinder geeignet.

Andererseits ist es gerade beim pubertären Wachstumsschub besonders wichtig, dem jugendlichen Knochenskelett auch beim Schlafen die bestmögliche Unterstützung zukommen zu lassen. Das heißt, ein ausreichend langes Bett, eine Decke, die bei ausgestreckter Liegeposition auch dann noch die Füße gut einpackt, wenn sie über die Schultern reicht, und eine Matratze bzw. ein Lattenrost, welche, wie bei den Erwachsenen individuell angepasst, das Rückgrat optimal stützen.

In der Regel zu klein

Wir alle werden größer und größer. Doch vor allem die für Kinder und Jugendliche angebotenen Betten bleiben gleich klein. Das Phänomen des stetigen Größenwachstums in der Bevölkerung nennen Mediziner den säkularen Trend. Dazu gehört auch das Längenwachstum Jugendlicher. In Jena werden seit 1880 Kinder und Jugendliche verschiedener Altersstufen vermessen und gewogen. Aus diesen Daten kann man feststellen: Vor allem bis zum Alter von 14 Jahren wachsen die Jugendlichen weit rascher als bisher, sodass 14-jährige Knaben

Foto: IKEA

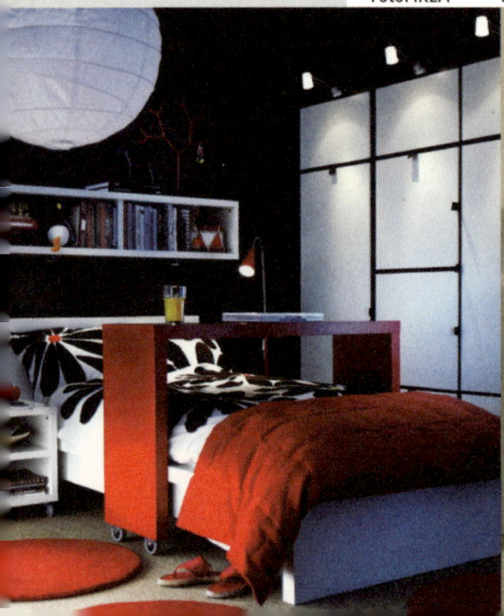

Foto: HomeVisions.com

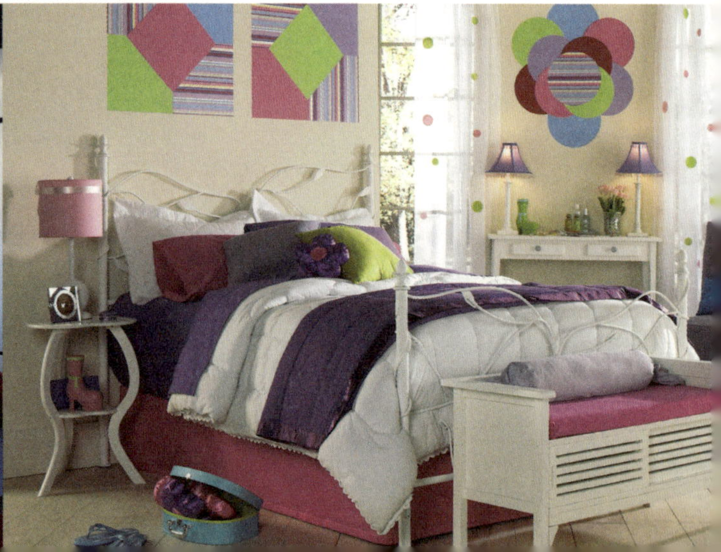

mit einer Größe von durchschnittlich 164 Zentimeter rund 20 Zentimeter größer sind als ihre Altersgenossen im vorvorigen Jahrhundert. Dann verlangsamt sich das Wachstum, sodass junge Männer mit etwa 180 Zentimeter letztendlich nur zwischen 11 und 13 Zentimeter größer sind als die Vergleichsgruppe aus 1880.

Pflegebetten

Pflegebetten unterscheiden sich von normalen Betten insbesondere durch die vielen Möglichkeiten der Liegeflächeneinstellung. Das betrifft sowohl die Höhe (zwischen 45 und 72 Zentimeter ohne Matratze) als auch die Neigung von Kopf-, Rücken- und Fußteil der Liegefläche. Motorbetriebene Verstellung ist dabei unerlässlich. Nicht nur für den Komfort des Kranken, sondern auch zur Rückenschonung der Pflegenden.

Leicht zu montierende und zu entfernende seitliche Gitter sorgen dafür, dass niemand nächtens aus dem Bett fällt. Feststellbare Räder ermöglichen, das Bett an ein Fenster oder in einen anderen Raum zu schieben. Bei lang andauernder schwerer Krankheit sollte bei der Auswahl der Matratze darauf geachtet werden, dass diese Wundliegen möglichst hintanhält.

Pflegebetten werden im Sanitätsfachhandel und manchmal auch in spezialisierten Bettenhäusern zum Kauf

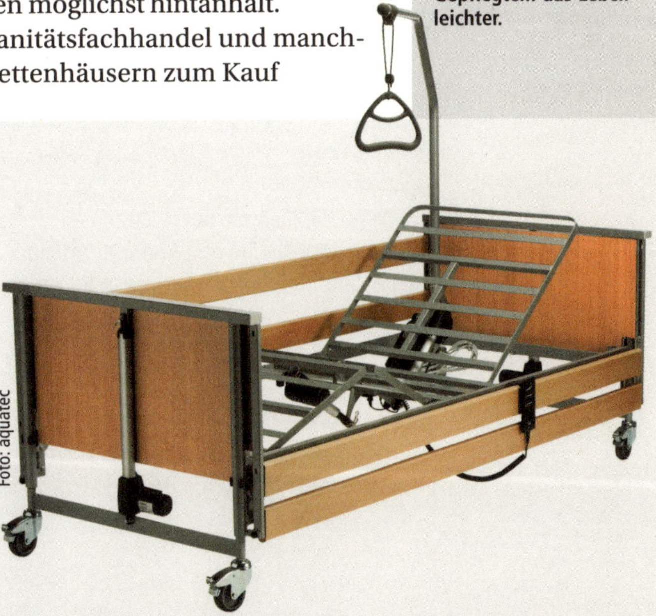

Foto: aquatec

Ein Pflegebett mit vielen Verstellmöglichkeiten macht Pflegenden und Gepflegtem das Leben leichter.

sowie vielfach auch leihweise angeboten. In Österreich haben auch die Krankenkassen ein gewisses Kontingent solcher Betten, die bei ärztlicher Verordnung beigestellt werden.

Das ideale Schlafzimmer

Sie können im besten Bett liegen: Wenn das Drumherum nicht passt, wird Ihr Schlaf darunter leiden. Das Schlafzimmer sollte nach Möglichkeit der ruhigste Raum im ganzen Haus bzw. in der Wohnung sein, denn selbst im Tiefschlaf sind wir nicht gänzlich von unserer Umwelt isoliert. Unser Gehörsinn bleibt wach und reagiert intensiv auf Lärm. Ab 50 Dezibel nimmt die Schlaftiefe ab, Straßenlärm jedoch erreicht selbst in der Nacht 70 bis 80 Dezibel.

Suchen Sie also zunächst einmal ein möglichst ruhiges Plätzchen für Ihr Bett. Versuchen Sie dann alle Lärmquellen, die Sie beeinflussen können, auszuschalten. Wenn der Kühlschrank laut ist, schließen Sie die Küchentüre, schalten Sie den PC und andere Brummer aus, nehmen Sie den Fernsehapparat außer Betrieb.

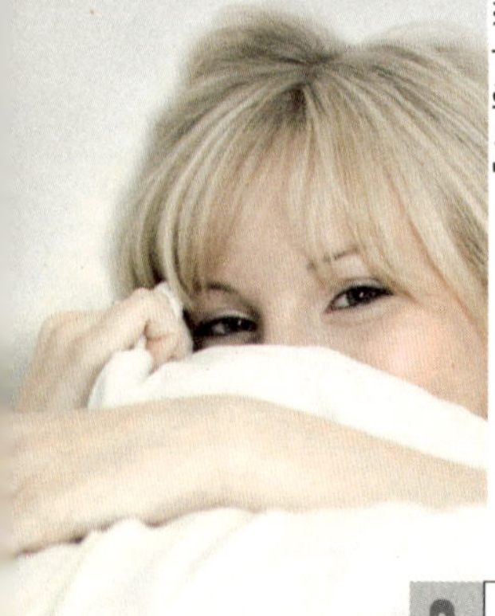

Foto: iStock_Wolfgang Lienbacher

Ob Sie es gerne stockfinster haben oder lieber leichte Beleuchtung haben, ist relativ egal. Wichtig ist, dass keine Leuchtreklame in Ihr Schlafzimmer flackert und kein Licht – etwa das der Leselampe – Sie während des Schlafes direkt anstrahlt.

Einschlafhilfe Flimmerkiste

TIPP

Wenn Sie meinen, nur während des Fernsehens einschlafen zu können, dann koppeln Sie den Apparat mit einer Zeitschaltuhr. So wird zu einer bestimmten Zeit die Stromzufuhr unterbrochen und das Gerät abgeschaltet.

Wenn möglich, sollten Sie sich mit dem Kopf nach Norden betten. Anscheinend schläft es sich so besser, wie Untersuchungen des Max-Planck-Instituts für Biochemie im deutschen

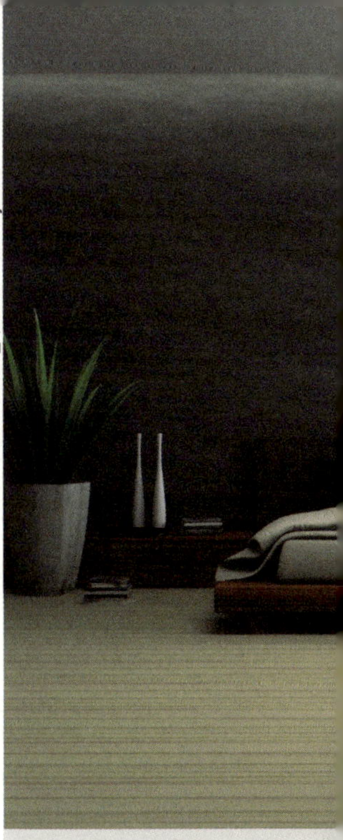

Martinsried gezeigt haben. Durch die Platzierung des Bettes in Nord-Süd-Richtung wird der erholsame Tiefschlaf gefördert. Verantwortlich dafür ist das Erdmagnetfeld.

Wer in der Früh schlecht aus den Federn kommt, ist gut beraten, wenn die Fenster seines Schlafzimmers nach Osten gehen. Sonnenlicht am Morgen erleichtert nämlich das Aufstehen und bringt Energie für den neuen Tag. Bereits im alten China wurde nach diesem Konzept geschlafen, und auch die moderne Schlafforschung schließt sich dieser uralten Schlafweisheit an.

Raumtemperatur

Möglichst kühl und auf harter Unterlage schläft man am gesündesten, meinten die Spartaner. Diese Ansicht aus archaischen Vorzeiten ist inzwischen längst widerlegt. Kalte Schlafzimmer tragen weniger zur Abhärtung als zu Verspannungen bei, denn ist der Raum zu kalt, muss sich der Körper die ganze Nacht gegen eine Unterkühlung wehren. Auch eine warme Bettdecke und ein kuscheliger Schlafanzug schaffen da nur bedingt Abhilfe.

Die Raumtemperatur sollte etwa 18 bis 20 Grad C betragen. Nur bei angemessenen Temperaturen kann der Körper entspannen, und das hat rein gar nichts mit Verweichlichung zu tun. Insbesondere ältere Menschen haben ein erheblich höheres Wärmebedürfnis als Menschen in jüngeren Jahren. Wie bei allem rund ums Schlafen, sind daher auch hier die Ansprüche individuell sehr verschieden.

Ob man bei geöffneten oder geschlossenen Fenstern schläft, ist im wesentlichen eine Frage des persönlichen Wärmebedürfnisses und nicht zuletzt der Wohngegend und dem damit verbundenen Lärmpegel. In der kalten Jahreszeit ist es jedoch wichtig, eine allzu starke Auskühlung des Schlafraumes zu vermeiden. Das Bett sollte möglichst an der wärmsten Wand und auf keinen Fall zu nahe am Fenster stehen. Nur bei mindestens einem Meter Abstand wird es nicht von Kältezonen beeinflusst, die an den Außenwänden und Fensterseiten entstehen können.

Temperatur im Schlafzimmer: Nicht zu warm und nicht zu kalt.

Sehr wichtig ist es, im Schlafzimmer ein günstiges Gesamtklima zu erreichen. Das heißt, Körper-, Bett- und Raumtemperatur sollten nicht zu stark voneinander abweichen. Schlafstörungen werden sowohl durch ein zu kaltes wie auch zu warmes Bettklima ausgelöst. Zu warme Schlafverhältnisse können nächtliche Schweißausbrüche auslösen. Wird dann die Bettdecke zur Seite geworfen, können Verkühlungen und Verspannungen die Folge sein.

Fenster auf – und zu

TIPP

Wenn's draußen kalt ist, heißt richtig Lüften Stoßlüften. Öffnen Sie die Fenster für zehn, fünfzehn Minuten ganz weit und schließen Sie sie anschließend wieder. Durch den Temperaturunterschied zwischen drinnen und draußen erfolgt ein rascher Luftaustausch. Dabei kühlen die Wände nicht aus und Sie sparen gegenüber dem Dauerlüften mit gekippten Fenstern Energie und Heizkosten.

Luftfeuchtigkeit

Die optimale Luftfeuchtigkeit liegt bei etwa 50 Prozent. Ist die Luft zu trocken, kann es zu einem Austrocknen der Atemwege kommen. Nasen- und Rachenräume sind in diesem Zustand auch ein guter Nährboden für Krankheitskeime. In Folge passiert es schon mal, dass das Gefühl in Hals und Mund so unangenehm wird, dass man davon aufwacht, und ein paar Schlucke Wasser trinken muss.

Zu viel Feuchtigkeit ist allerdings auch nicht gesund: Beträgt die Luftfeuchtigkeit mehr als 55 Prozent, beginnen sich Hausstaubmilben und Schimmelpilze so richtig wohl zu fühlen und kräftig zu vermehren.

Die einfachste Art die Luftfeuchtigkeit im Zimmer zu regulieren ist regelmäßiges richtiges Lüften.

Regelmäßiges Lüften sorgt für ein rundum behagliches

Raumklima. Feuchtigkeit und Schadstoffe ziehen ab, frische Luft strömt herein. Am besten machen Sie zweimal täglich für je etwa zehn Minuten die Fenster ganz weit auf. Immerhin gibt der Mensch durch Schweiß und Atmung jede Nacht etwa einen halben Liter Wasser an die Luft, in die Matratze und in das Bettzeug ab – im Falle einer Krankheit oft wesentlich mehr.

Schön, aber hinderlich

TIPP

Auch wenn sie sehr schön aussehen: Gesteppte Tagesdecken aus glänzendem Synthetikmaterial behindern die Lüftung von Betten und Matratzen und sollten – wenn Sie nicht darauf verzichten möchten – erst nach ausreichender Luftzufuhr aufgelegt werden. Vielleicht können Sie sich auf Dauer mit Baumwolltüchern als Auflage anfreunden, denn diese lassen das Bettzeug tagsüber weiter lüften.

Vor dem Schlafengehen nochmals die Fenster weit öffnen, damit ausreichend Sauerstoff während des Schlafes vorhanden ist. Immerhin verbrauchen wir rund 160 Liter in einer Nacht.

Bei unzureichender Lüftung entsteht „dicke Luft", das heißt, die Konzentration von Schadstoffen im Raum steigt an. Wohngifte können aus Wandfarben, Lacken, Textilien, Teppichen und Möbeln ausdünsten. Besonders fatal ist diese Schadstoffansammlung ausgerechnet im Schlafzimmer, da sich die Schadstoffemissionen durch Wärme und Feuchtigkeit, die während des Schlafes abgegeben werden, verstärken. Während wir nichtsahnend im Reich der Träume dahinschlummern, ziehen sie an unserer Nase vorbei und werden zwangsläufig von uns eingeatmet.

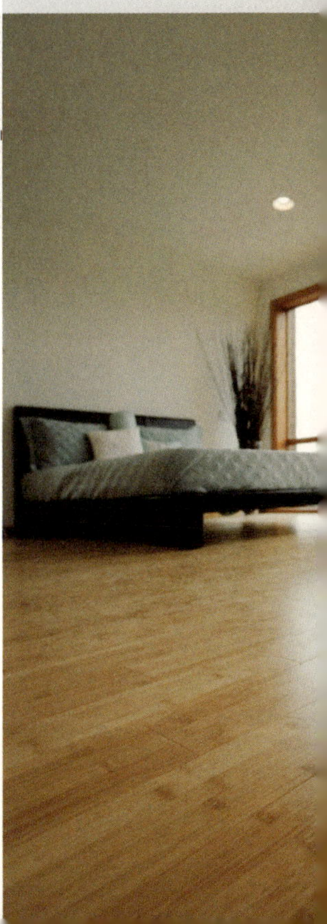

Foto: iStock_Justin Horrocks

Schlafen im Grünen?

Diesen Wunsch können Sie sich gerne erfüllen. Gegen eine Palme neben dem Bett gibt es weder biologische noch medizinische Einwände. Im Gegenteil, Pflanzen verbessern mit ihrer Sauerstoffabgabe das Raumklima. Einige Pflanzenarten können über ihre Blätter Schadstoffe wie Formaldehyd aufnehmen und in ungiftige Stoffe umwandeln. Dazu gehören unter anderem die Grünlilie oder der Ficus benjamina. Es sollte nur nicht gleich ein ganzer Urwald sein. Stark duftende Pflanzen sind zu vermeiden, da sie heftige Kopfschmerzen verursachen können. Hände weg auch von Pflanzen, die Allergien auslösen können. Auf Sporenpflanzen wie Farne oder Primeln sollten Sie daher lieber verzichten. Achten Sie unbedingt darauf, dass die Pflanzen nicht im Wasser stehen und die Erde nicht schimmelt.

Stark duftende Pflanzen haben im Schlafgemach nichts verloren.

Schlafförderndes Verhalten

Wie der Tag, so die Nacht – diese alte Weisheit hat nichts von ihrer Gültigkeit verloren. Denn Verhaltensweisen während des Tages wirken sich auch auf den Schlaf in der Nacht aus. Besonders wohltuend ist daher ein gleichmäßiger Lebensrhythmus – mit regelmäßigen Ruhe- und Aktivitätsphasen bzw. Mahlzeiten, die immer zur gleichen Tageszeit eingenommen werden.

Wenig und leicht essen

Es ist nicht nur von Bedeutung, was und wie viel, sondern vor allem auch wann wir essen. Wer die Möglichkeit hat, die Hauptmahlzeit vom Abend in die Mittagszeit zu verlegen, sollte das unbedingt tun. Noch besser ist es, mehrere kleine Mahlzeiten zu sich zu nehmen.

Ab welcher Uhrzeit man abends nichts mehr essen sollte, ist umstritten. Manche Internisten und Magen-Darm-Spezialisten raten, nach 18 Uhr überhaupt keine Mahlzeiten mehr einzunehmen, damit das Verdauungssystem nachts nicht belastet wird. Schlafmediziner raten dagegen zu einem „Schlummermahl“, nach der Devise: leicht, warm und wenig. Am besten ist es, wenn Sie für sich selbst herausfinden, welche Speisen abends für Sie am bekömmlichsten sind. Denn was bei dem einen schlaffördernd wirkt, kann beim anderen den Schlaf stören.

Einigkeit herrscht in der Medizin darüber, dass ab 18 Uhr alle fetten, scharf gewürzten, blähungsfördernden und schwer verdaulichen Speisen tabu sein sollten. Dazu gehören z.B. Rohkost, Kohlgemüse, Hülsenfrüchte oder Müsli. Ideal ist zudem, wenn zwischen dem Ende des Abendessens und dem Zu-Bett-Gehen mindestens zwei, besser drei Stunden liegen.

Vorsicht bei Alkohol- und Zigarettenkonsum. Nikotin ist eine anregende Substanz, die den Schlaf deutlich beeinträchtigt. Alkoholische Getränke können sowohl beruhigend als auch belebend wirken: Was die einen müde macht, hat bei anderen einen gegenteiligen Effekt.

Da stimulierende Getränke wie Kaffee und Tee häufig das Einschlafen erschweren, sollte man sie ab dem späten Nachmittag und insbesondere am Abend meiden. Manchmal kann Kaffee allerdings auch schlaffördernd wirken. Das ist insbesondere bei niedrigem Blutdruck der Fall und bei älteren Menschen, die unter Durchblutungsstörungen im Gehirn leiden.

Viel trinken am Abend ist ebenfalls keine gute Idee. Denn der verstärkte Harndrang löst häufiges nächtliches Aufwachen aus und kann damit zu Durchschlafstörungen führen. Deshalb sollten Sie bereits untertags für genügend Flüssigkeitszufuhr sorgen.

Vorsicht mit Alkohol und Nikotin vor dem Zubettgehen.

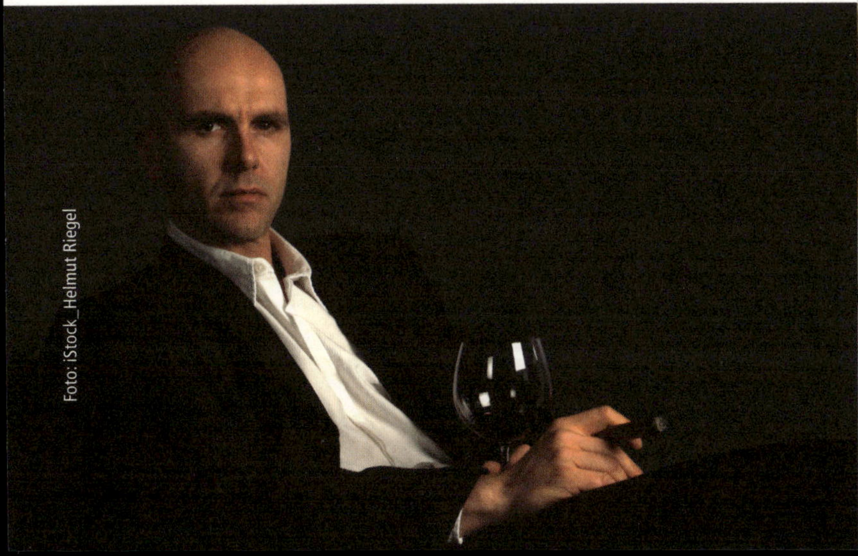

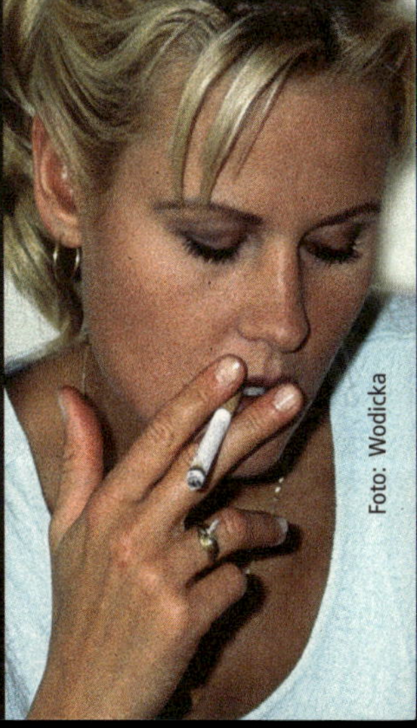

Ausreichend bewegen

Auch zu wenig Bewegung kann ein Grund für Schlaflosigkeit sein.

Viele Schlafprobleme sind auf mangelnde Bewegung während des Tages zurückzuführen: Wir fahren mit dem Auto zur Arbeit oder zum Einkaufen, benutzen Aufzüge statt Treppen, sitzen tagsüber am Schreibtisch und abends vor dem Fernseher. Am Abend sind wir dann zwar erschöpft, doch die für den Schlaf erforderliche „Bettschwere" stellt sich oftmals nicht ein.

Wenn wir Sport treiben und uns viel bewegen, bleiben wir nicht nur fit, beweglich und gelenkig, sondern stärken auch unser Herz-Kreislauf- und unser Immunsystem. Und wir schaffen eine wichtige Voraussetzung für erholsamen Schlaf. Denn körperliche Verausgabung macht müde. Wer sich zwei- bis viermal pro Woche für jeweils 30 bis 45 Minuten sportlich betätigt, kann seine Schlafqualität nachhaltig verbessern.

Empfehlenswert sind maßvolle sportliche Aktivitäten, die mindestens eine Stunde vor dem Zubettgehen beendet sind. Diese eignen sich hervorragend zum Stressabbau und zur Entspannung, was wiederum die Schlafbereitschaft erhöht.

Bewegungstipps für Ihren Alltag

TIPP

Auch wenn Sie sportlichen Aktivitäten nichts abgewinnen können, gibt es zahlreiche alltägliche Gelegenheiten, bei denen Sie sich körperlich betätigen und damit Ihren Schlaf fördern können:

- täglich mindestens 20 bis 30 Minuten in flottem Tempo zu Fuß gehen;
- per pedes zur Arbeit gehen, mit dem Fahrrad fahren oder öfter eine Station früher aussteigen;
- am Arbeitsplatz jede Gelegenheit zum Aufstehen und Gehen nutzen;
- statt Lift und Rolltreppe möglichst die Stiegen benutzen,
- so viele Besorgungen wie möglich zu Fuß oder mit dem Fahrrad erledigen;
- möglichst viele Arbeiten in Haus (und Garten), die körperlichen Einsatz erfolgen, selbst verrichten.

Schlafhygiene

Der Wechsel von Alltagsaktivitäten zur abendlichen Ruhe ist ein empfindlicher Prozess. Wir können nicht abrupt vom Wachsein in den Schlaf hinüber gleiten. Zwar können wir dank des elektrischen Lichts bis weit in die Nacht alle möglichen Tätigkeiten verrichten, doch so prompt, wie sich der Lichtschalter ausknipsen lässt, stellt sich der Schlaf nur selten ein. Zwischen Aktivität und Schlaf brauchen wir eine Übergangsphase, in der Stress, Hektik, Ärger, Anforderungen und Probleme langsam in den Hintergrund treten. Sie sollte mindestens eine halbe, besser aber eine Stunde betragen.

Frauenproblem

TIPP

Schlechter Schlaf kann auch hormonell bedingt sein. Stellt er sich periodisch rund um die Menstruation ein oder befinden Sie sich in der Menopause, so sprechen Sie mit Ihrem Gynäkologen darüber.

Wie man diese Ruhephase gestaltet, hängt ganz von den individuellen Wünschen und Neigungen ab. Während sich die einen am besten bei ruhiger Musik entspannen, finden die anderen beim Lesen, einem Abendspaziergang, einem warmen Bad, einem entspannten Abend zu zweit oder einem

Fotos: iStock_Andrzej Burak

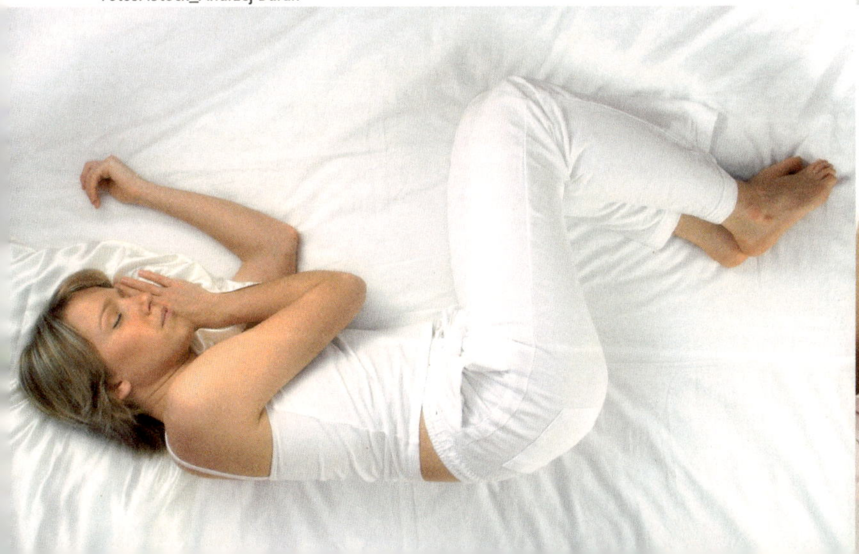

Fotos: iStock_Lise Gagne

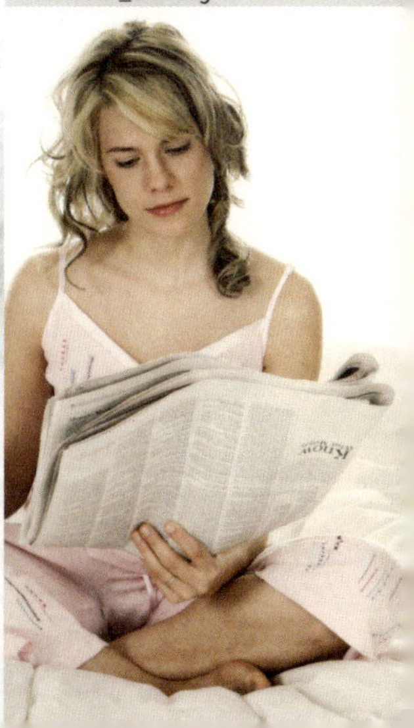

(Telefon)Gespräch mit Freunden zu innerer Ruhe. Wieder andere schreiben einige Zeilen in ihr Tagebuch und lassen auf diese Weise belastende Gedanken und Erlebnisse aus sich heraus, statt sich im Bett weiter damit zu beschäftigen. Ebenso hilfreich kann es sein, Zukunftsängste und -sorgen niederzuschreiben, bevor man zu Bett geht. Auf welche Weise der Tag ausklingt, spielt keine Rolle. Wichtig ist nur, dass man sich ausreichend Zeit nimmt, um sich von Eindrücken und Gedanken zu lösen und sich seelisch auf die Nacht einzustimmen.

Lassen Sie Ihren Tag in Ruhe ausklingen, um sich auf die Nacht einzustimmen.

Schlafstörungen

Wenn Sie mindestens einen Monat lang drei bis vier Nächte in der Woche schlecht schlafen und sich tagsüber müde, erschöpft, antriebslos und in Ihrer Leistungsfähigkeit eingeschränkt fühlen, sollten Sie die Ursachen der Störung ärztlich abklären lassen. Dabei gehen Sie am besten nach folgendem Stufenplan vor:

Erste Anlaufstelle ist der praktische Arzt. Ein guter Arzt wird nicht gleich zum Rezeptblock greifen, sondern Ihnen zahlreiche Fragen stellen. Daher ist es sinnvoll, bereits zu Hause eine Liste zu erstellen, die die folgenden Angaben enthält:

- Seit wann besteht die Schlafstörung?
- Handelt es sich um Ein- oder Durchschlafprobleme?

Schlafkiller Depression

Depressive Menschen leiden häufig aufgrund ihrer Erkrankung auch an gestörtem Schlaf. In diesem Fall ist es ganz wichtig, bei der medikamentösen Behandlung des Leidens ein Mittel zu wählen, das nicht auch noch während der Nacht aufputscht.

- Unter welchen Umständen trat die Schlaflosigkeit zum ersten Mal auf?
- Bessert oder verschlechtert sie sich unter bestimmten Bedingungen (z.B. nach körperlicher Bewegung oder wenn Sie früher oder später als gewohnt zu Bett gehen)?
- Was haben Sie bislang gegen die Schlafprobleme unternommen?
- Waren Sie bereits bei anderen Ärzten in Behandlung?
- Welche Maßnahmen wurden dort eingeleitet?
- Welche – verschreibungspflichtigen und nichtverschreibungspflichtigen – Arzneimittel nehmen Sie derzeit ein?

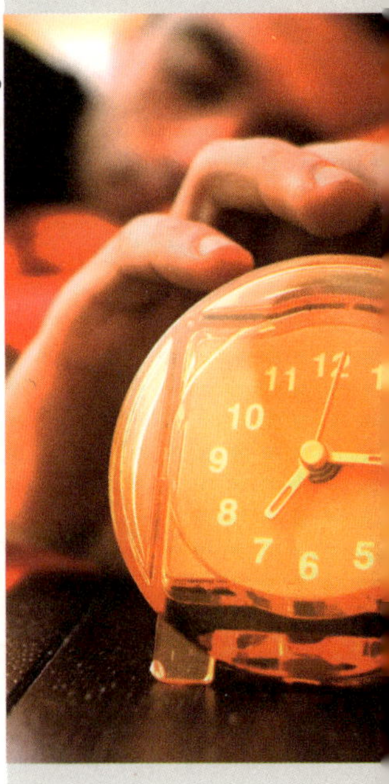
Foto: iStock_diego cervo

Stellt sich nach vierwöchiger Behandlung, während der keine Schlafmittel eingenommen wurden, immer noch keine erholsame Nachtruhe ein, empfiehlt es sich, einen Facharzt zu Rate zu ziehen. So sollten sich z.B. starke Schnarcher an einen Lungenfacharzt wenden. Bei Antriebslosigkeit oder Konzentrationsstörungen ist ein Neurologe, bei nächtlichem Juckreiz, Magen-Darm- oder Herz-Kreislaufbeschwerden ein Internist der richtige Adressat. Führt auch die fachärztliche Therapie nicht innerhalb eines weiteren Monats zum gewünschten Erfolg, gehen Sie am besten zu einer Ärztin oder einem Arzt mit spezieller schlafmedizinischer Erfahrung oder gleich direkt in ein Schlaflabor.

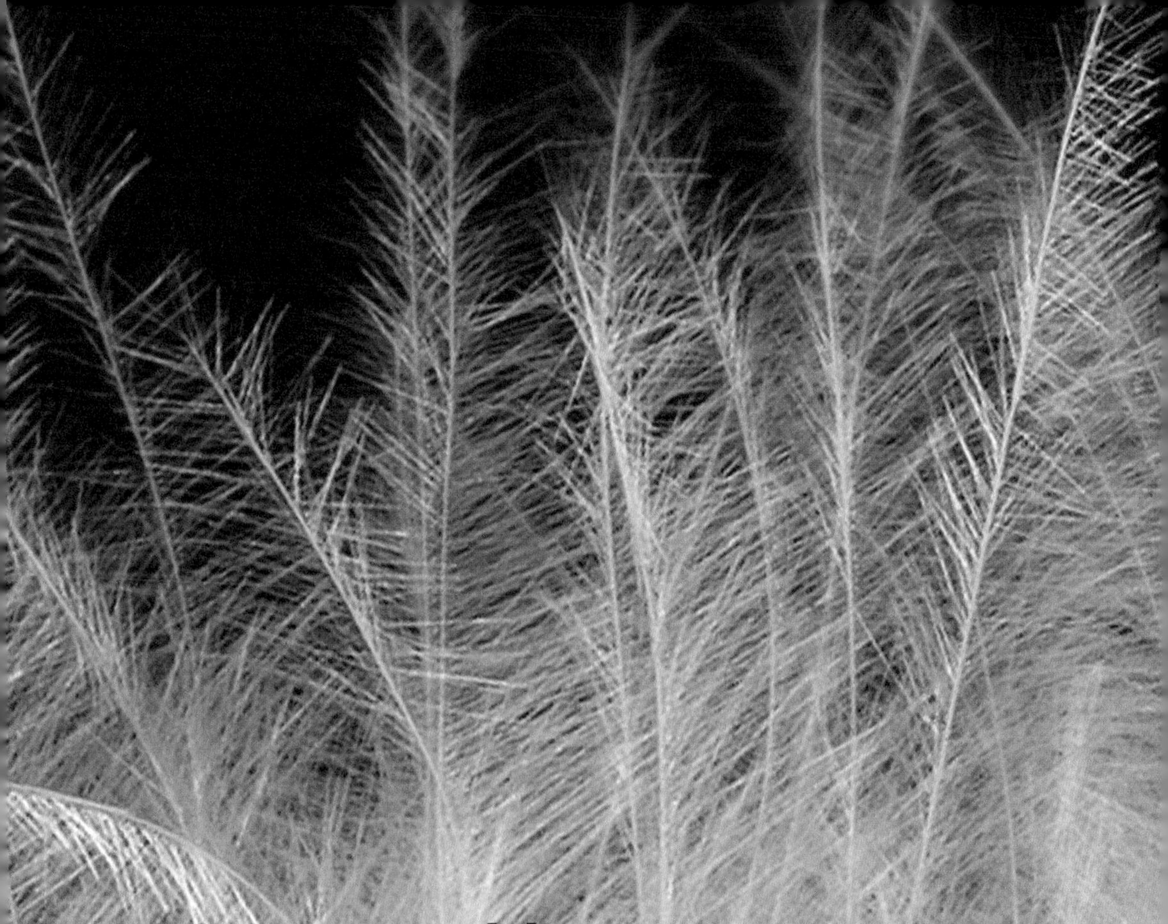

Milben, Strahlen und gute Geschäfte

Foto: iStock_PLAINVIEW

Mit Ängsten, Beschwerden, Krankheiten lässt sich viel Geld machen. Gebrauchen Sie Ihren Verstand, bevor Sie in Ihrem Schlafzimmer den Kampf gegen Milben oder Strahlen aufnehmen. Und lassen Sie sich auf Werbefahrten möglichst nichts andrehen.

Hausstaubmilbe und Allergien

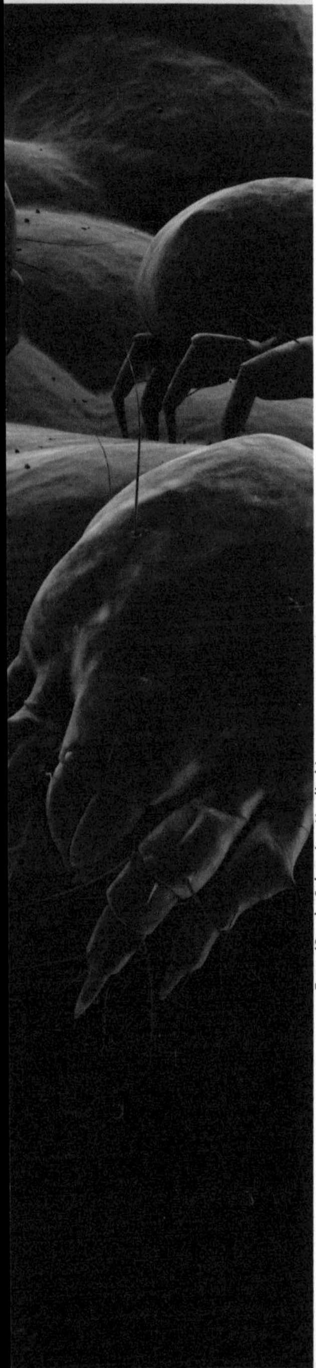

Foto: iStock_Sebastian Kaulitzki

Milben sind etwa 0,8 Millimeter kleine Spinnentiere. Während die Männchen nur etwa 60 Tage alt werden, kommen Weibchen auf ein zirka doppelt so langes Leben, während dessen sie rund 300 Eier ablegen. Milben ernähren sich von Hautschuppen, die Mensch und Haustier verlieren. Die Gefahr für Allergiker geht jedoch nicht von den Milben selber aus, sondern vom eiweißhaltigen Kot dieser Tiere. Er wird mit der Luft aufgewirbelt und gelangt so in die Atemwege.

Das Risiko einer Hausstaubmilbenallergie ist bei Vorhandensein von Neurodermitis oder anderen Allergien sowie Allergikern in der Familie erhöht. Auch eine besonders hohe Belastung mit Hausstaubmilbenkot kann bei sonst nicht gefährdeten Personen zu einer Allergie führen.

Was Milben das Leben schwer macht

Lange Zeit galt, dass es die kleinen Spinnentiere gerne warm haben. Neuere Forschungen behaupten nun das Gegenteil. Nämlich, dass Milben sich bei Temperaturen um 16 Grad C herum besonders wohl fühlen und mit steigender Wärme weniger werden. Einig ist sich ältere und neue Literatur jedoch dahingehend, dass die Tiere Luftfeuchtigkeit von mindestens 55 Prozent benötigen. Das Bett bietet daher paradiesische Zustände für Milben: Der Schläfer sorgt regelmäßig für hohe Luftfeuchtigkeit und seine leichte Bekleidung ermöglicht den ungehinderten Nahrungsnachschub. Verringern können Sie das Milbenaufkommen, indem Sie für trockenes Klima sorgen und den Tieren ihre Nahrung weitgehend entziehen.

So sorgen Sie für trockenes Klima

- Verzichten Sie auf Grünpflanzen und Luftbefeuchter.
- Lüften Sie Ihren Schlafraum gründlich.
- Lassen Sie das Bett tagsüber abgedeckt, damit die Matratze gut trocknen kann.

- Achten Sie beim Kochen oder Duschen darauf, dass die feuchte Luft nach außen abgeleitet wird und sich nicht in der Wohnung verteilt.

So entziehen Sie den Milben die Nahrung

- Halten Sie Haustiere aus dem Schlafzimmer und von Polstermöbeln fern.
- Ziehen Sie sich nicht im Schlafzimmer um, sondern im Bad oder an einem anderen Ort, den Sie besonders oft reinigen.
- Waschen Sie das Bettzeug wöchentlich mit 60 Grad C.
- Achten Sie beim Matratzenkauf darauf, dass der Bezug abnehmbar und waschbar ist (➔ auch Seite 42).
- Verwenden Sie waschbare Matratzenauflagen oder Unterbetten. Überlegen Sie den Ankauf eines zweiten Sets von Auflagen oder Unterbetten, damit Sie nicht in Waschstress kommen. Ideal sind Moltonauflagen, die relativ kostengünstig sind, sich ohne Schaden zu nehmen oft und bei hohen Temperaturen waschen lassen und die selbst in Doppelbettgröße in jede Waschmaschine passen.
- Verwenden Sie glatte Bettwäsche, vermeiden sie Frotteeleintücher.
- Decken sollten ab und zu gewaschen werden. Kopfpölster aufgrund der besonders hohen Feuchtigkeit und des intensiven Hautkontaktes öfter.
- Ob milbendichte Bezüge für Matratzen nötig sind, darüber besteht keine einheitliche Meinung. Wenn Sie sich für solche Encasings entscheiden, achten Sie darauf, dass diese trotzdem noch atmungsaktiv sind, damit die Matratze gut trocknen kann und dass auch die Nähte des Bezuges milbendicht gearbeitet sind.

Die Sinnhaftigkeit von milbendichten Bezügen ist umstritten.

Daunen für Allergiker

TIPP

Daunendecken können auch von Allergikern verwendet werden. Achten Sie allerdings auf das NOMITE Zeichen (➔ Seite 82). Diese Decken garantieren, dass die Inletts so dicht gewebt sind, dass weder Milben noch Hautschuppen zwischen die Federn schlüpfen können.

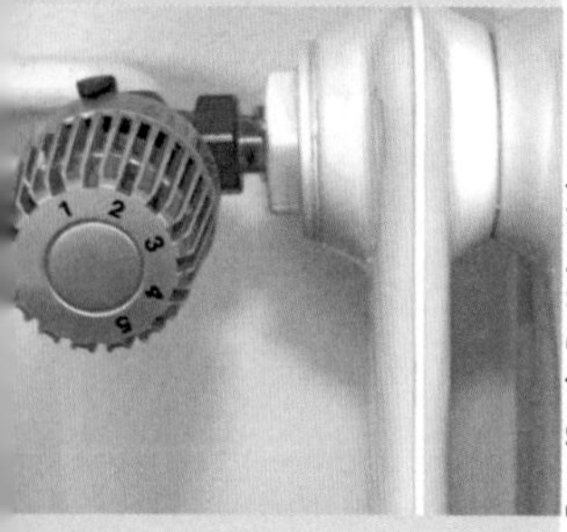

Foto: iStock_Dr. Heinz Linke

Wie Sie sich sonst noch schützen können

- Vermeiden Sie, so gut es geht, Staub aufzuwirbeln, denn dieser enthält den allergenen Milbenkot.
- Lassen Sie Ihren Partner die Decken aufschütteln.
- Achten Sie darauf, dass Ihr Staubsauger über einen wirklich guten Staubfilter verfügt. Ideal sind Hausstaubsauganlagen.
- Entfernen Sie Stofftiersammlung und Bücherregal aus Ihrem Schlafzimmer.
- Ersetzen Sie hochflorige Wollteppiche durch waschbare Webteppiche.
- Wenn Sie Böden oder Regale wischen, dann nur mit feuchten Tüchern, da diese den Staub besser binden. Auch Mikrofasertücher sind gut geeignet.
- Stauben Sie vor Beginn und während der Heizperiode besonders gründlich ab, denn die warme Heizungsluft hält den Staub ständig in Bewegung. Ganz wichtig: Heizkörper regelmäßig entstauben.
- Wenn irgend möglich: Lassen Sie andere für sich putzen und verlassen Sie während des Geschehens das Haus.
- Wenn Ihr Kind allergisch ist: Vielleicht lässt es sich einrichten, dass es einen Schlafraum hat, der räumlich vom Spielbereich mit allen herumliegenden Spielsachen, Stofftieren etc. getrennt ist.

Supersauger gegen Milben?

Spezialreinigungsmaschinen sollen Milben den Garaus machen. Das Gerät funktioniert ähnlich einem Staubsauger, allerdings ist die Saugwirkung feiner dosierbar. Zusätzlich werden Rüttelbewegungen erzeugt, die den hartnäckigen allergenen Schmutz in der Matratze lockern und saugfähig machen sollen. Mit UV-Licht wird die Oberfläche anschließend desinfiziert.

Fachleute halten wenig von dieser Methode: Eine hohe Saugkraft kann den Aufbau des Matratzenfeinpolsters schädigen. Außerdem werden zwar Teile des Staubs und damit des allergenhaltigen Milbenkots abgesaugt, die Tiefenwirkung kann jedoch durch eingelagertes Hautfett und Schweiß erschwert werden. Und: Die Tierchen selber sind aufgrund ihrer Haftfüßchen sowieso kaum wegzubekommen.

Kein Unterschied

TIPP

Die Empfehlung für Allergiker, ausschließlich auf Matratzen aus Latex oder Schaumstoff zu schlafen und natürliche Matratzen zu meiden, gilt heute nicht mehr. Studien haben bewiesen, dass die Milben zwischen Kunst- und Naturfasern keinen Unterschied machen und auf beiden gleich gut gedeihen. Deshalb sollten Sie sehr skeptisch sein, wenn Ihnen Matratzen für Kinder und Erwachsene als „antiallergisch" angepriesen werden.

Erdstrahlen und Co.

Erdstrahlen, Wasseradern, magnetische Felder, Elektrosmog nagen an unserer Gesundheit und stören unseren Schlaf. Behaupten zumindest jene, die uns das eine oder andere Wundermittel dagegen verkaufen wollen.

Tatsache ist, dass es zwar sehr viele, aber leider noch immer keine zweifelsfreien, wissenschaftlichen Untersuchungen zu diesen Themen gibt: Vorhandene Studien widersprechen einander. Weder ist eindeutig bewiesen, dass die diversen Strahlungen und Felder harmlos sind, noch, dass von ihnen eine Gefährdung ausgeht.

Maßnahmen gegen Elektrosmog

Manche Menschen reagieren empfindlich auf Elektrosmog.

Wahr ist aber auch, dass es Personen gibt, die besonders empfindlich reagieren und dass der Wunsch der Menschen verständlich ist, sich im Zweifelsfalle lieber zu schützen, als Risiken einzugehen. In diesem Fall ist es in einem ersten Schritt sinnvoll, einmal all jene Maßnahmen zu ergreifen, die Sie selber und ohne weitere Kosten durchführen können (siehe unten).

Fühlen Sie sich dann noch immer nicht wohl, wenden Sie sich an unabhängige Fachleute wie Ziviltechniker, gerichtlich beeidete Sachverständige oder bekannte Institutionen wie die Umweltberatungen oder das Österreichische Institut für Baubiologie. Dort werden Ihnen technisch ausgebildete Experten empfohlen, die sich nicht nur Ihr Bett, sondern die gesamte Wohnung und das Wohnumfeld ansehen, die mit geeichten Geräten die Feldstärken messen und die die Messergebnisse auch richtig interpretieren können. Ganz sicher die falsche Adresse sind Firmen, die mit Wundermitteln werben, Unternehmen, die keinen Firmensitz in Österreich haben, die ihre Produkte nicht über den Fachhandel, sondern auf Werbeveranstaltungen und Kaffeefahrten vertreiben.

Vertrauen Sie keinen Firmen, die mit Wundermitteln werben.

Im Gegensatz zu Werbeveranstaltungen werden seriöse Fachleute keinen Druck auf Sie ausüben, Sie mit einer Beratung zu beauftragen, etwas zu kaufen, oder bauliche Maßnahmen zu ergreifen. Natürlich kosten seriöse Fachleute auch Geld. Aber wie würde der joviale Herr im Bus oder im Hinterzimmer des Wirtshauses an dieser Stelle sagen? „Na, ein bissel ein Geld muss Euch eure Gesundheit schon wert sein, meine Herrschaften!" Und eines ist sicher: Der Rat eines ausgebildeten Experten, der sich Ihr Haus oder Ihre Wohnung genau anschaut, ist garantiert mehr wert, als irgendwelche Matten, Decken, Prismen oder ähnliches, die Ihnen irgendein Verkäufer wortreich aufschwatzen möchte.

Was Sie selbst tun können

Wenn Sie meinen, dass Ihr Schlaf durch Wasseradern oder „Erdstrahlen" beeinträchtigt ist, stellen Sie das Bett an einen

Fachbegriffe zum Elektrosmog

Elektrische Felder. Sie entstehen durch elektrische Spannung und bleiben auch dann bestehen, wenn kein Strom fließt. Erst wenn die Leitung vom Netz getrennt wird (etwa durch Ziehen des Steckers aus der Steckdose), verschwinden elektrische Felder.

Magnetische Felder. Sie sind nur vorhanden, so lange Strom fließt. Starke Magnetfelder entstehen bei allen Arten von Transformatoren, können aber durch Abschalten des betreffenden Gerätes zum

anderen Platz. So schlicht dieser Rat erscheinen mag: auch Radiästheten geben keinen anderen. Der einzige Unterschied ist, dass diese Ihnen – gegen entsprechendes Honorar – Plätze vorschlagen werden, von denen sie meinen, dass diese günstiger wären. Sie selber aber können ausprobieren und Ihr Bett vielleicht noch ein zweites oder drittes Mal verschieben. Und das garantiert honorarfrei.

Wenn von Elektrosmog die Rede ist, denken viele Menschen an Hochspannungsleitungen oder Basisstationen für Mobilfunk. Doch elektrische oder magnetische Felder sind auch hausgemacht: In jedem Haushalt gibt es zahlreiche Verursacher von Elektrosmog, seien es Haushaltsgeräte, Beleuchtungskörper oder Radio- und TV-Geräte. Und genau die sind nicht zu unterschätzen. Die Belastung durch einen Radiowecker, der sich nur ein paar Zentimeter vom Kopf des Schlafenden entfernt befindet, könnte größer sein als die Belastung durch eine nahe gelegene Hochspannungsleitung.

Elektrosmog ist in jedem Haushalt Realität.

Abschirmen, Abschalten, Abstandhalten

Die folgenden Tipps richten sich vor allem an elektrosensible Menschen, deren Wohlbefinden durch Elektrosmog beeinträchtigt wird. Die – umstrittene – Frage, ob Elektrosmog die Gesundheit gefährdet oder nicht, bleibt dabei ausgespart.

Verschwinden gebracht werden. Magnetische Felder durchdringen die meisten Materialien fast ungehindert, das heißt, eine Abschirmung ist nur mit hohem Aufwand möglich. Mit wachsendem Abstand von der Quelle nimmt allerdings die Stärke des Magnetfeldes ab.

Elektromagnetische Felder. Solche Felder gibt es im hochfrequenten Bereich (Beispiel Mikrowellen). Elektrische und magnetische Felder sind dabei untrennbar miteinander verbunden.

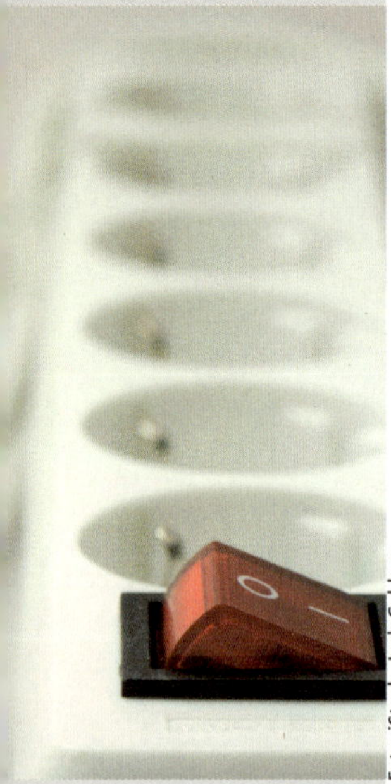

Foto: iStock_Jack Cobben

Viele Vorsichtsmaßnahmen haben den angenehmen Nebeneffekt, den Energieverbrauch zu senken; und das lohnt sich auf jeden Fall, ganz gleich, wie man das Gefährdungspotenzial einschätzt. Prägen Sie sich die „drei A" ein: Abschirmen, Abschalten, Abstandhalten. Welche der Möglichkeiten die jeweils richtige ist, hängt von der Art des Feldes ab.

Niederfrequente elektrische Felder lassen sich während der Nacht leicht vermeiden, denn auf die meisten elektrischen Geräte kann man problemlos nachts verzichten. Dazu müssen Sie nicht mühsam alle Stecker aus den Steckdosen ziehen. Bei Steckerleisten mit Schalter genügt das Kippen des Schalters. Zeitschaltuhren sorgen für automatisches Ein- und Abschalten zu einer bestimmbaren Uhrzeit.

Aber Achtung: Stromverbraucher wie Kühlschrank oder Heizungsregler müssen natürlich auch in der Nacht laufen. Eine praktikable Lösung wäre, sich auf den Schlafbereich zu konzentrieren; im Schlaf- und Kinderzimmer können im Regelfall alle Geräte vom Netz getrennt werden.

Netzfreischaltung

Wer es konsequent angehen will, sollte eine Netzfreischaltung erwägen. Ein Netz-Feld-Abschaltautomat wird im Verteilerkasten hinter den Sicherungen (z.B. für das Schlafzimmer) eingebaut. Er sorgt dafür, dass die gesamte Zuleitung zum Schlaf-

Smogfreies Kinderzimmer

TIPP

Bett. Nicht ganz an die Wand rücken, auch ein paar Zentimeter mehr Abstand vermindern die Feldstärke durch in der Wand vorhandene Stromleitungen. Keine Kabel unter dem Bett verlegen.
Babyphon. Mindestens einen (besser zwei) Meter Abstand zum Kopf des schlafenden Kindes.
PC. Obwohl PC-Monitore strahlungsarm sind (Kennzeichnung: möglichst TCO 99 bei Röhrengeräten), sollten PCs ausgeschaltet und vom Netz getrennt werden.
Spielzeug. Ein batteriebetriebenes Auto erzeugt nur ein schwaches Feld. Stärkere Felder gehen hingegen vom Trafo einer Modelleisenbahn oder Rennbahn aus: schon aus Energiespargründen Stecker ziehen.

Probleme mit der Netzfreischaltung?

TIPP

In der Praxis kommt es immer wieder zu Beschwerden, dass die Netzfreischaltung nicht funktioniert. Viele elektronische Geräte verbrauchen z.B. zu wenig Strom, um dem Netzfreischalter das Signal zum Einschalten zu geben – etwa ein CD-Player oder ein Weckerradio. Oder es kommt während des Betriebes wieder zum Aktivieren der Freischaltung, weil der Dauerstromverbrauch nach der Einschaltspitze zu gering ist.
Meistens reicht jedoch ein 20-Watt-Verbraucher aus, um die Freischaltung zu deaktivieren – also z.B. eine Nachttischlampe. Auch mit dem Einbau eines Widerstandes können Sie mithelfen, den Schaltautomat beim Einschalten kleinerer Stromverbraucher zu überlisten.

Netzfreischaltung im Schlafzimmer und Radiowecker schließen einander aus.

zimmer spannungsfrei ist. Sobald eine Stromquelle, etwa die Nachttischlampe, aufgedreht wird, erhält der Netzfreischalter das Signal, die Netzspannung wiederherzustellen. Die Netzfreischaltung bedingt aber, dass am Stromkreis des Schlafzimmers keine nächtlichen Dauerverbraucher wie Radiowecker angeschlossen sein dürfen.

Nicht sinnvoll ist der Einbau einer Freischaltung hingegen, wenn in der Schlafzimmerwand auch eine Stromleitung der Nachbarwohnung oder gar die Steigleitung des Hauses verläuft. In einem solchen Fall sollte die Schlafstelle möglichst weit von dieser Wand weggerückt werden. Oder Sie greifen zu einer Radikallösung und lassen die Wand abschirmen. Das funktioniert mit einem speziellen Wandbelag mit einer Metall- oder Graphit-Beschichtung.

Abschirmmaßnahmen wirken grundsätzlich auch bei hochfrequenten elektromagnetischen Feldern. Diese entstehen rund um Sendeanlagen, nicht aber an Empfangsgeräten. So erzeugen sowohl Handys als auch Handymasten oder Schnurlostelefone elektromagnetische Felder, das Radio oder das TV-Gerät hingegen kaum und Satellitenschüsseln oder Funkuhren sind reine Empfangsgeräte. Gegen hochfrequente Felder kann man sich durch Abschalten des betreffenden Gerätes schützen; bei Außeneinflüssen - etwa durch nahe gelegene Sendeanlagen - muss man sich mit Abschirmungen behelfen.

Magnetfeldabschirmung

Nicht abschirmen lassen sich die niederfrequenten Magnetfelder. Starke Magnetfelder sind bei vielen Haushaltsgeräten bzw. Installationen im Spiel, vor allem bei jenen mit eingebautem Trafo: neben TV- und Hi-Fi-Geräten bei Niedervoltlampen, Radioweckern, Ladegeräten und Kinderspielzeug; vor allem aber bei allen Geräten mit hohem Stromverbrauch, wie etwa Heizdecke oder Staubsauger. Sinnvollste Maßnahme dagegen: Abstand halten bzw. Geräte möglichst kurz benutzen!

Auf Nummer sicher: Stecker ziehen!

Auch wenn Magnetfelder beim Abschalten der Geräte verschwinden, sollte sicherheitshalber doch immer der Stecker gezogen werden. Denn vor allem bei Kleingeräten bleibt der Trafo auch nach dem Ausschalten mit dem Netz verbunden und erzeugt weiterhin (geringe) magnetische Felder. Kaum vermeiden lässt sich die Magnetfeldbelastung durch elektrische Fußbodenheizungen oder Nachtspeicheröfen. Im ersteren Fall kann man die Heizung während der Nacht im Schlafzimmer abdrehen. Bei Nachtspeicheranlagen sollte das Bett so weit wie möglich von Heizkörper und Leitungen entfernt aufgestellt werden.

Smogfreies Schlafzimmer

TIPP

Hi-Fi-Anlage. Verzichten Sie auf elektronische Geräte wie Hi-Fi-Anlage, TV-Gerät oder PC im Schlafzimmer.
Radiowecker. Mindestens einen Meter vom Kopf entfernt; besser sind batteriebetriebene Wecker oder mechanische Uhren zum Aufziehen.
Bett. Metallgestelle oder Federkernmatratzen können an elektrische Felder ankoppeln und deren Feldwirkung verstärken. Aufheizbare Wasserbetten und Heizdecken erzeugen magnetische Felder; wenn, dann vor dem Schlafengehen aufheizen, danach den Stecker ziehen.

Werbefahrten

Die AK Niederösterreich schätzt, dass in Österreich jedes Jahr rund 25.000 Werbefahrten stattfinden. Verkauft werden dabei vor allem überteuerte Gesundheitsprodukte. Magnetfeld-Produkte wie Matratzenauflagen, Matratzen, Unterbetten und Schlafsysteme, Abschirmsysteme gegen Elektrosmog und Wunderkuren werden im Hinterzimmer gerne an das gläubige Publikum gebracht. Glaubt man den Versprechen der fast durchwegs aus Deutschland anreisenden Präsentatoren, wären längst nahezu alle gesundheitlichen Probleme der Menschheit gelöst. Krebs, Demenz, hoher Blutdruck, Diabetes, Migräne, Übersäuerung, Übergewicht, Herzkrankheiten, Schmerzen und Nagelpilz sind nur einige der Krankheiten, für die die angebotenen Produkte angebliche Heilung versprechen.

Werbefahrten sind Abzocke reinsten Wassers.

Die Methoden der Keiler

Die Präsentatoren schmücken sich gerne mit medizinischen Ausbildungen, um ihren Ausführungen mehr Glaubwürdigkeit zu verleihen. Der „Heilpraktiker", der „Naturmediziner", oder der „Mitarbeiter einer Krebsstation im Ausland", zumindest aber der „aus einer Ärztefamilie" stammende, „medizinisch umfassend gebildete" Sohn untergraben bei Veranstaltungen

Foto: iStock_Izabela Habur

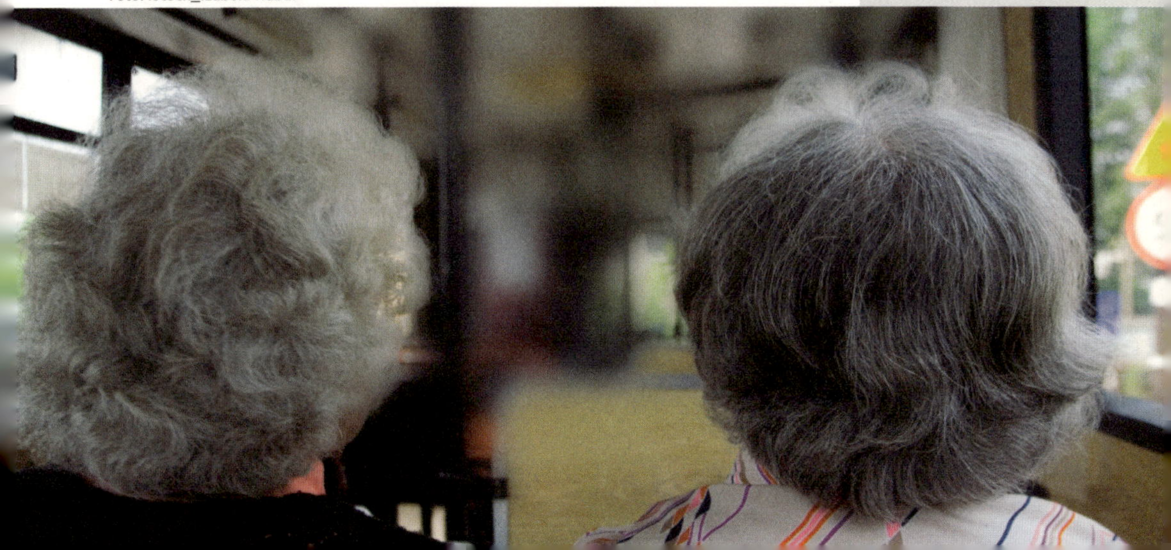

dieser Art zuerst systematisch das Vertrauen der Teilnehmer in Schulmedizin, Pharmazie und Ärzteschaft und drängen dann ihren völlig verunsicherten und überrumpelten Opfern ihre überteuerten Produkte auf. Und es sind meist alte Menschen, die an solchen Veranstaltungen teilnehmen. Sie sind besonders empfänglich für Ausflüge, um Abwechslung außerhalb der eigenen vier Wände zu erleben. Zudem hat nahezu jeder von ihnen gesundheitliche Probleme – vom kleinen Zipperlein bis zur schweren Erkrankung. Teure Gesundheitsprodukte lassen sich da besonders gut absetzen. In vielen Fällen werden die alten Menschen auch vom Verkaufsgeschick der Präsentatoren richtiggehend überrollt. Wer Kritik übt oder beim Einkauf zögerlich ist, wird mit rüden Sprüchen unter Druck gesetzt.

Alles gelogen

Die Produkte selbst sind in mehrfacher Hinsicht eine Täuschung. Nicht nur, dass die Heilsversprechen nichts als heiße Luft sind, auch die Qualität lässt schwer zu wünschen übrig. Die angebotene Ware ist oft gar nicht oder völlig unzureichend deklariert. Angaben zum Material sind meist falsch. Statt „Merino-Lammwolle" findet sich nicht selten nur ganz wenig Wolle in einem Flor aus Polyester-Polyacryl-Gemisch. „Merino mit feinstem Lama" kann jede Menge synthetische Fasern mit einem Hauch von Schafwolle heißen.

Falsche Produktangaben, hohe Preise.

Die Füllung „gesunder Naturbetten" besteht fast immer aus Polyestervlies, was ja nicht schlecht sein muss, in einem „Naturbett" aber nichts zu suchen hat. Dieses Kunst-Innenleben wird gerne unter den Tisch gekehrt.

Unbedingte Vorsicht bei Vakuummatratzen. Ihre Haltbarkeit ist sehr begrenzt. Die angeblich gute Körperanpassung bekommt schnell einen Durchhänger, und dann liegen Sie garantiert nicht mehr richtig. Für die Konsumenten besonders unangenehm: Im Handel sind die gleichen Produkte um ein Drittel bis die Hälfte des Preises erhältlich, der im Wirtshaus dafür zu zahlen ist. Traurige Wahrheit ist, dass ein Kunde bei einem Kauf damit rechnen muss, dass er schlichtweg angelogen wird.

Nach dem Buchstaben des Gesetzes

In der österreichischen Gewerbeordnung ist festgelegt, dass Werbeveranstaltungen, die in Hinterzimmern von Gasthöfen, auf Messen oder sonst wo außerhalb der Betriebsstätte des Anbieters stattfinden, der Behörde an jenem Ort, wo sie stattfinden sollen, mindestens sechs Wochen im vorhinein bekannt gemacht werden müssen.

Was auf Ankündigungen für Werbeveranstaltungen stehen muss.

Dabei ist anzugeben:

- Namen (die Firma) des Gewerbetreibenden und eine ladungsfähige Anschrift,
- Zeitpunkt und Ort der Veranstaltung,
- die Art der angebotenen Waren und gegebenenfalls der angebotenen Dienstleistungen,
- den Text der geplanten, an die Privatpersonen gerichteten Werbezusendung und
- den Namen (die Firma) und eine ladungsfähige Anschrift desjenigen, dessen Waren oder Dienstleistungen beworben werden.

Die Prospekte für die Veranstaltung dürfen nicht mit der Ankündigung von Preisausschreiben, Glücksspielen oder Gratiszugaben verbunden werden und haben folgende Angaben zu enthalten:

- den Namen (die Firma) des Gewerbetreibenden, eine ladungsfähige Anschrift sowie Zeitpunkt und Ort der Veranstaltung,
- die Charakterisierung der angebotenen Waren, gegebenenfalls der angebotenen Dienstleistungen, im Fall der Bewerbung von Reisen den Namen (die Firma) sowie den Standort des Reiseveranstalters und
- einen Hinweis auf das bestehende Verbot der Entgegennahme von Bestellungen und des Barverkaufes im Rahmen der Veranstaltung.

Werden diese Bestimmungen nicht erfüllt bzw. bei wiederholten Verstößen dagegen hat die Behörde die Werbeveranstaltung zu untersagen. Verstöße gegen diese Bestimmungen kann die Behörde mit einer Verwaltungsstrafe bis zu 2.180 Euro ahnden.

Wer zu Hause draufkommt, dass er das erworbene oder bestellte Produkt doch nicht will, hat – unter Beachtung gewisser Vorschriften (siehe unten) – das Recht, vom Vertrag zurückzutreten. Dies muss er dem Unternehmen jedoch mitteilen. Fehlen auf der Einladung trotz der entsprechenden gesetzlichen Vorschriften z.B. Absender, Firmenname oder Adresse des Veranstalters, so kann man nur raten: Bleiben Sie zu Hause! Denn ist die Firmenadresse unbekannt, können Sie im Fall des Falles auch Ihr Rücktrittsrecht nicht ausüben. Auch wenn lediglich ausländische oder Postfachadressen angegeben sind, ist größtes Misstrauen geboten.

Recht auf Rücktritt

Das Rücktrittsrecht nach § 3 des Konsumentenschutzgesetzes (Schutz vor Überrumpelung), besagt, dass ein Käufer bei auf Werbefahrten abgeschlossenen Kaufverträgen ohne Angabe von Gründen vom Kauf zurücktreten kann. Der Rücktritt muss fristgerecht und schriftlich erklärt werden.

Wann Sie vom Vertrag zurücktreten dürfen.

Im Klartext bedeutet das:

- Als Käufer können Sie den Rücktritt bis zum Zustandekommen des Vertrages erklären. Ein Vertrag kommt erst dann zustande, wenn beide Vertragspartner ihre Absichten eindeutig kundtun. Im Falle der Werbefahrten heißt das meist: Sie geben eine Bestellung ab. Der Verkäufer nimmt den Vertrag an, wenn er entweder die Bestellung schriftlich annimmt oder die Ware übergibt. Das Abgeben der Bestellung alleine gilt nicht als Zustandekommen eines Vertrages.
- Sie können nach dem Zustandekommen des Vertrages binnen einer Woche ohne Angabe von Gründen zurücktreten.
- Ergänzend dazu beginnt diese Frist von einer Woche erst zu laufen, wenn der Unternehmer Ihnen eine Urkunde

ausfolgt, die zumindest seinen Namen und seine Anschrift, die zur Identifizierung des Vertrages notwendigen Angaben sowie eine Belehrung über das Rücktrittsrecht enthält. Ohne diese Angaben wissen Sie als Käufer nämlich nicht, an wen Sie Ihren Rücktritt schicken können.

- Auch wenn Ihnen diese Urkunde schon vor dem Zustandekommen des Vertrages ausgehändigt wird, beginnt die Frist für Sie trotzdem erst mit dem Zustandekommen des Vertrages zu laufen.
- Erfüllt der Unternehmer seine Verpflichtung zur Aushändigung der Urkunde und insbesondere zur Belehrung über das Rücktrittsrecht nicht, dann beginnt die Frist für Ihren Rücktritt erst gar nicht zu laufen.
- Ihr Rücktritt muss, um rechtswirksam zu sein, schriftlich erklärt werden. Es genügt das rechtzeitige Absenden Ihres Rücktritts innerhalb der Rücktrittsfrist (Datum des Poststempels). Sie müssen keine Gründe für Ihren Rücktritt anführen!

Rückabwicklung

Die Ausübung des Rücktrittsrechts nach § 3 KSchG (Konsumentenschutzgesetz) hat zur Folge, dass Sie dem Unternehmer die empfangenen Leistungen zurückzustellen und ein angemessenes Entgelt für die Benützung sowie eine Entschädigung für eine allfällige Wertminderung zu bezahlen haben. Die Übernahme der Ware alleine stellt noch keine Wertminderung dar.

Wie das Geschäft rückabgewickelt wird.

Immer eingeschrieben

TIPP

Sie haben sich auf einer Werbefahrt etwas andrehen lassen, was Sie weder wollen noch brauchen? Treten Sie vom Vertrag zurück. Schicken Sie Ihre Rücktrittserklärung unbedingt per Einschreiben und heben Sie den Aufgabeschein gut auf. Dies erleichtert den Nachweis, dass Sie fristgerecht den Rücktritt erklärt haben. Machen Sie für sich eine Kopie Ihres Schreibens.

Der Unternehmer hat dafür Ihnen das bezahlte Entgelt samt 4 Prozent Zinsen ab dem Tag der Bezahlung zurückzuerstatten. Außerdem muss er Ihnen den von Ihnen auf die Sache gemachten notwendigen und nützlichen Aufwand ersetzen. Wenn Sie nun dem Unternehmer die empfangene Leistung nicht rückerstatten können, so beeinträchtigt dies Ihr Rücktrittsrecht nicht. Allerdings müssen Sie dann dem Unternehmer den Wert der Leistung vergüten, sofern sie Ihnen zum klaren und überwiegenden Vorteil gereicht hat.

Doch wie schon oben erwähnt: Der Konsumentenschutz greift nur dort, wo Sie wissen, an wen Sie Ihren Rücktritt schicken können. Achten Sie bei allfälligen Bestellungen daher unbedingt darauf, dass Sie Firmennamen und Adresse erhalten. Lassen Sie die Bestellung lieber bleiben, wenn es sich um ausländische Adressen oder Postfächer handelt. Wenn Sie Ihr Rücktrittsrecht ausüben, haben Sie übrigens Anspruch auf Bargeld. Sie sind nicht verpflichtet, einen Gutschein des Unternehmers zu akzeptieren.

Service

Stichwortverzeichnis